健康是人生第一財富

金塊●文化

心臟科權威醫師
傳授的自我保健秘方

楊興生、孫靜平、余卓文◎編著

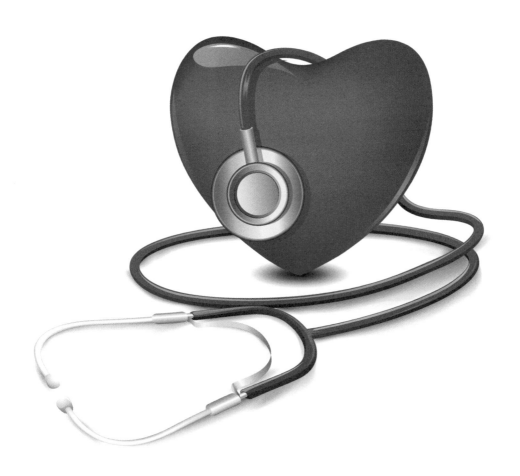

目錄

前言 / 10

第一章 保持健康的生活方式 / 12

1.選擇健康的飲食 ———————————— 12
2.保持合理的體重 ———————————— 13
3.堅持適當的運動 ———————————— 13
4.戒煙，建立新的生活 ————————— 14
5.控制膽固醇 ——————————————— 14
6.保持正常的血壓 ———————————— 15
7.控制血糖 ———————————————— 16
8.保持愉快的心情 ———————————— 16

第二章 選擇健康的飲食 / 18

1.選擇有益於健康的食物 ———————— 18
2.少食用不益於健康的食品 —————— 22
3.瞭解食品的營養成分說明書 ————— 24

第三章 保持合理的體重 / 28

1.為什麼會體重超重和肥胖？ ————— 28
2.正確地控制體重 ———————————— 29

第四章 堅持適當的運動 / 32

1.應該做哪些運動？ —————————— 33
2.運動中要注意什麼？ ————————— 34
3.不同運動消耗熱量說明 ———————— 35

CONTENTS

第五章　高膽固醇血症及其危害 / 36

1.膽固醇是什麼？ —————————————————— 37

2.瞭解您的膽固醇水準 —————————————————— 37

3.關於低密度脂蛋白膽固醇、高密度脂蛋白膽固醇和
甘油三酯 —————————————————— 38

4.如何控制膽固醇水準？ —————————————————— 43

第六章　如何控制高血壓 / 47

1.什麼是血壓？ —————————————————— 47

2.怎樣及時發現高血壓？ —————————————————— 48

3.導致高血壓的原因有哪些？ —————————————————— 49

4.高血壓對身體有何損害？ —————————————————— 50

5.高血壓的治療 —————————————————— 50

第七章　糖尿病與心血管病 / 62

1.什麼是糖尿病？ —————————————————— 63

2.診斷糖尿病的最新標準 —————————————————— 63

3.糖尿病的類型 —————————————————— 64

4.糖尿病增加心血管疾病的風險 —————————————————— 64

5.糖尿病患者的其他疾病風險 —————————————————— 65

6.控制糖尿病 —————————————————— 66

第八章　冠心病的防治 / 69

1.冠心病是怎麼發生的？ —————————————————— 69

2.心絞痛與心肌梗死有何不同？ —————————————————— 71

目錄

3.冠心病的診斷 —————————————— 72

4.冠心病的治療 —————————————— 73

第九章 心房纖維顫動的防治 / 78

1.心臟是如何工作的？ ————————— 78

2.心房顫動是怎麼回事？ ————————— 80

3.房顫的治療 ———————————————— 82

4.患者需要注意的事項？ ————————— 85

第十章 心力衰竭的治療 / 86

1.什麼是心力衰竭？ ———————————— 86

2.心臟的功能 ———————————————— 87

3.心力衰竭是怎樣發生的？ ———————— 87

4.心力衰竭的表現 ————————————— 89

5.怎樣控制心力衰竭的症狀？ ——————— 91

第十一章 心肌梗死的防治 / 98

1.為什麼會發生心肌梗死？ ———————— 98

2.心肌梗死的先兆性症狀 ————————— 100

3.為什麼有些冠心病患者無症狀？ ———— 101

4.什麼是心源性猝死？ —————————— 102

5.心肺復甦術 ———————————————— 103

6.心肌梗死後患者的生活 ————————— 106

CONTENTS

第十二章 心導管檢查及其注意事項 / 113

1.什麼是心導管檢查？ ——————————— 113

2.心臟的結構和功能 ————————————— 114

3.冠狀動脈及其分支 ————————————— 115

4.冠狀動脈疾病 —————————————— 116

5.心導管檢查的作用 ————————————— 117

6.心導管檢查前的注意事項 ———————————— 118

7.心導管檢查的過程 ————————————— 119

8.心導管檢查後的注意事項 ———————————— 120

第十三章 心血管疾病的抗凝治療 / 122

1.為何要進行抗凝治療？ —————————— 122

2.抗凝血藥的使用 —————————————— 123

3.服用抗凝血藥患者的注意事項 —————————— 125

第十四章 冠狀動脈腔內成形術和支架置入術及其注意事項 / 127

1.冠狀動脈腔內成形術和支架置入術前的準備 —— 128

2.冠狀動脈腔內成形術和支架置入術的過程 ——— 129

3.冠狀動脈腔內成形術和支架置入術期間的用藥 —— 130

4.冠狀動脈腔內成形術後要注意什麼？ —————— 131

第十五章 心臟起搏器置入及其注意事項 / 133

1.心臟的傳導系統和人工心臟起搏器 —————— 133

2.置入人工心臟起搏器的患者應注意什麼？ ——— 136

目錄

第十六章　冠狀動脈搭橋手術及其注意事項 / 141

1.為什麼需要冠狀動脈搭橋手術？ —————— 141
2.什麼是冠狀動脈搭橋手術？ —————— 142
3.冠狀動脈搭橋手術的過程 —————— 143
4.冠狀動脈搭橋手術患者的康復 —————— 146

第十七章　心臟瓣膜手術及其注意事項 / 151

1.心臟瓣膜的功能 —————— 152
2.心臟瓣膜病 —————— 152
3.心臟瓣膜病的治療 —————— 153
4.心臟瓣膜術後患者注意事項 —————— 157

第十八章　心臟移植手術及其注意事項 / 160

1.心臟移植手術之前的醫療評估 —————— 161
2.患者等待心臟移植期間的注意事項 —————— 163
3.心臟捐贈 —————— 163
4.心臟移植手術 —————— 164
5.術後康復 —————— 169
6.心臟移植手術的未來 —————— 170

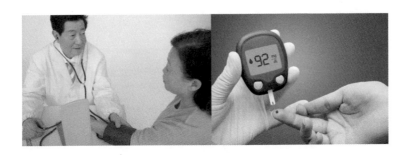

CONTENTS

第十九章 心血管病危險因素的防治 / 172

1.不可控制的危險因素 ——————————— 172

2.可控制的危險因素 ——————————— 173

3.中風的危險因素 ——————————— 182

第二十章 心臟疾病患者的性生活 / 185

1.常見的誤解 ——————————— 185

2.心理問題 ——————————— 186

3.藥物的影響 ——————————— 187

4.美國心臟協會對心血管疾病患者性生活問題的建議 188

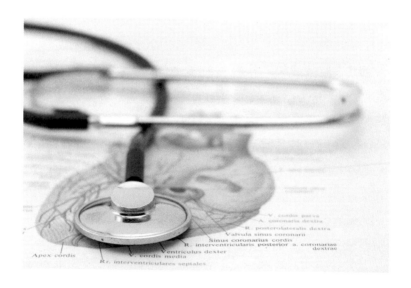

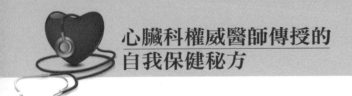

前言

目前，心血管疾病已成為危害人們身體健康的主要問題。在20世紀五六十年代，我國多發的心血管疾病是先天性心臟病和風濕性心臟病，而冠心病、心肌梗死的發病率都不高。隨著生活水準不斷提高，人們的飲食品質和生活方式有了很大的改變，特別是在城市，含高飽和脂肪的食物增加了，生活節奏加速了，再加上吸煙、飲酒等不良習慣，高血壓、冠心病、高脂血症、糖尿病等的發病率不斷升高，而且發病年齡有年輕化的趨勢。

作為從事心血管疾病臨床、科研、教學工作幾十年的醫生，在平常的醫療工作中，我們親身經歷了不少因缺少心血管的保健知識而發生的不幸事件。有的不知道自己患有高血壓，或雖然知道患有高血壓但沒有及時服藥治療，或者不能堅持服藥，結果發生中風；有的不知道自己患有冠心病而在飽餐後立即洗熱水澡或跑步，結果發生急性心肌梗死；有的因病長時間臥床休息，缺乏下肢活動而發生了肺梗死⋯⋯因此，我們撰寫了這本關於心血管病防治知識的科普讀物，使大家能夠瞭解自我保健的方法，並且對常見心血管疾病有科學的認識，能夠以正確、積極的態度對待疾病，密切配合醫生的診斷和治療，從而獲得滿意的療效。

這本書以通俗易懂的語言、圖文並茂的形式，向讀者講述

了關於心臟保健的科學知識，包括選擇健康的飲食、保持合理的體重和堅持適當運動的重要性；高膽固醇血症、高血壓、糖尿病等對心臟的影響；冠心病、房顫、心力衰竭、心肌梗死等心血管疾病的診斷、治療和預防方面的知識，特別是在進行心血管疾病的診斷和治療，如心臟導管檢查、抗凝治療、冠狀動脈腔內成形術和支架置入術、心臟起搏、冠狀動脈搭橋術、心臟瓣膜手術、心臟移植術的過程中應注意的問題；如何預防心血管疾病的危險因素以及心臟病患者如何過正常的性生活。

我們希望這本書能夠幫助廣大讀者加強自我保健，使自己擁有健康的心臟！

——楊興生、孫靜平、余卓文於香港中文大學

第一章
保持健康的生活方式

健康是生活品質的第一要素，為了您的健康，制定並開始實施健康的生活方式，永遠不會太晚。以下八項，是保持健康的重要因素：

- 選擇健康的飲食。
- 保持合理的體重。
- 堅持適當的運動，每週至少有150分鐘（或每天30分鐘）中等強度的運動。
- 不吸煙，不使用其他煙草製品。
- 血中膽固醇水準保持低於200毫克/分升（5.2毫摩爾/升）。
- 血壓保持在120/80毫米汞柱以下。
- 空腹血糖保持低於100毫克/分升（5.6毫摩爾/升）。
- 經常保持愉快的心情。

1 選擇健康的飲食

健康的飲食除了考慮食物的營養成分外，還應考慮能量的平衡。攝入食物所產生的熱量應與身體消耗的熱量平衡。攝入量超過消耗所需，必然增加體重。多吃富含纖維的五穀雜糧，有利於減少熱量的攝入（詳見第二章）。

2 保持合理的體重

肥胖主要為體內的脂肪過多，尤其是在腰腹部，是心臟病、中風、高血壓的危險因素之一。

高風險的腰圍界線：女性是89公分或以上，男性為102公分或以上。

肥胖的定義是：體重指數（BMI）為30或以上，或體重超重13.6公斤以上。

BMI的計算方法：BMI＝體重（公斤）÷身高（米）^{2}。

例如：體重為59公斤，身高為160公分；重量指數＝$59 \div 1.6^2$＝23，在理想體重範圍內（體重指數18.5～24.9為正常）。

簡易的標準體重（公斤）計算方法：

身高＞165公分：身高（公分）－100

身高＜165公分：身高（公分）－105（男）；身高（公分）－100（女）

例如：身高是168公分，理想體重＝168－100＝68公斤；如身高是160公分，理想體重＝160－100＝60公斤（女）或160－105＝55公斤（男）。

3 堅持適當的運動

堅持經常適當的運動很重要。通常每天至少活動30分鐘，快走、慢跑、籃球、游泳、足球和網球都是可選的運動方式。如果您原來沒

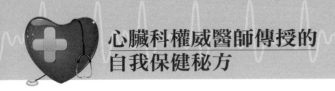

有運動的習慣，可從每天活動10分鐘開始，以後逐漸增加活動量，從
而達到目的。如果您患有慢性疾病，要徵詢醫生的意見。

④ 戒煙，建立新的生活

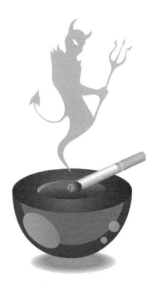

　　戒煙是維持健康最重要的事情。事實
上，吸煙是心臟病和中風的主要危險因素之
一，而且是唯一最可預防的因素。吸煙和經
常接觸到煙霧的人，心臟病和中風的風險明
顯增加。如果您已經吸煙，應該儘快戒煙。
從您停止吸煙時起，心臟病和中風的風險就
會開始下降。

　　根據中國衛生部2012年5月的報告，
中國有超過3億煙民（其中15歲以上人群的
吸煙率為28.1%，其中成年男性吸煙率高達
52.9%），每年因吸煙相關疾病所致死亡人數
超過100萬，同時還有約7.4億不吸煙但受到二手煙危害的人，每年因
經常接觸到二手煙而導致死亡的人數超過10萬。可見吸煙嚴重危害著
人們的健康，應引起政府和社會的重視。

⑤ 控制膽固醇

　　血中總膽固醇水準應低於200毫克/分升（5.2毫摩爾/升）。每天的

飲食中，膽固醇的量應少於300毫克。如何才能達到此目的呢？閱讀食品的營養成分說明書，以確保您選擇的是低飽和脂肪、低反式脂肪和低膽固醇的食品。飽和脂肪的攝入量應小於總熱量的7％，反式脂肪的攝入量應小於總熱量的1％。高飽和脂肪、高反式脂肪和膽固醇及有遺傳性高膽固醇血症的傾向是動脈硬化的重要病因。

從20歲開始，應該至少每五年檢查一次血膽固醇含量。血總膽固醇含量200～239毫克/分升（5.2～6.2毫摩爾/升）是高風險的邊緣值，如果超過240毫克/分升（6.2毫摩爾/升）就高了。如果您的膽固醇水準已經高於正常值，則更需要經常進行檢查。改變飲食、經常鍛煉身體、減肥或藥物治療均可降低膽固醇含量。

6 保持正常的血壓

定期檢查您的血壓。高血壓會加重心臟和動脈的負擔，長時間高血壓會加速動脈硬化，並會導致左心室肥厚，進而發生高血壓性心臟病。如果測出血壓有兩次以上在130/90毫米汞柱或更高，表明您已患有高血壓。偶爾有一次測量的血壓值高，不能診斷為高血壓，應該進行多次檢查，以確定您是否患有高血壓。

如果您的血壓正常（120/80毫米汞柱或以下），應至少每兩年檢查一次。如果您已患有高血壓，應該按照醫生的意見控制血壓，並保持健康的飲食和生活方式，堅持每天服用降壓藥物，且終身不可間斷；如果您的血壓已降至正常並穩定，可與醫生商討可否逐漸減少降壓藥的用量，但絕對不能停止服用降壓藥物。

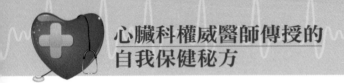
7 控制血糖

　　健康成年人的空腹血糖含量應該小於100毫克/分升（5.6毫摩爾/升）。空腹血糖在100～125毫克/分升（5.2～6.9毫摩爾/升）時，為糖尿病的前期，應調節飲食，減少攝入含糖多的食品，控制體重。糖尿病是罹患心血管疾病的危險因素。如果您已患有糖尿病，重要的是與醫生合作，合理地控制糖尿病。

8 保持愉快的心情

　　人生中不可避免地會發生很多事情，例如被解雇、孩子或婚姻的問題、生離死別、疾病或受傷、職位變動、經濟問題，甚至搬家或生孩子等，這些事情都可能導致強烈的情感變化。學會用健康的方式應付各種壓力和問題，是維護健康的重要方法。

1.情緒如何影響身體健康？

　　自己的身體對您的思考方式、感覺和行動是有反應的，這種關係通常被稱為「心－身連接」，當您感到壓力、焦慮或心煩意亂時，身體的反應是負面的。例如，特別緊張的事件、生活不規律是高血壓或胃潰瘍的重要發病因素。情緒的紊亂會使健康失去平衡，背部疼痛、食欲變化、胸痛、便秘或腹瀉、口乾、極度疲勞、頭痛、血壓高、失眠（睡眠障礙）、頭暈、心悸、性功能紊亂、氣短、落枕、出汗、胃部不適、體重增加或減少等症狀。情緒不佳可能使免疫系統功

能降低，容易發生感冒和其他感染。此外，當您感到緊張、焦慮或心煩時，常常不能正常地照顧自己的身體，或過度飲酒、吸煙或濫用藥物，這些都會損害您的健康。

2.為什麼醫生需要瞭解您的情緒？

情緒改變導致的症狀也可能是有些疾病的表現，因此醫生需要確定您身體的症狀是因情緒還是其他健康問題導致的，這樣才能正確地診斷和處理。

3.怎樣才能提高健康的情緒？

●嘗試認識令自己情緒不安的原因，並以適當而理智的方法去解決。

●與家人和朋友商討面對問題的方法，必要時也可找醫生。切不可讓壞情緒發展或持續，使症狀加重。

●盡量培養樂觀、積極的人生觀。一些研究已經表明，積極的人生觀可以提高人的生活品質，促進健康。

●對待事情保持正面的看法，接受變化，並保持平靜的心情。

●冥想是引導思想鬆弛有用的方法，可使您的情緒平衡；也可以採取其他多種形式，例如做運動、伸展或做深呼吸。

總之，有良好的情緒，吃健康的飲食，保證規律的作息、充足的睡眠和運動，避免暴飲暴食，不濫用藥物或酒精是保持健康的基本準則。

第二章
選擇健康的飲食

　　食用有益於健康的食物，有助預防和減少心臟病和中風發生的某些危險因素。何謂健康食物？概括地說是選擇低飽和脂肪酸、低反式脂肪酸（如薯條中的脂肪）、低膽固醇和低鈉鹽的食物。注意，健康飲食是終生的事，應該從童年開始。

❶ 選擇有益於健康的食物

　　食物的選擇應多樣化。要達到營養平衡的目的，首先不可偏食，食物中應該包括各類食物。各種蔬菜、水果、穀物、魚、肉類、無脂或低脂乳製品，只要食用量及比例合理，均有益於健康。

1.水果和蔬菜

　　蔬菜和水果中維生素、礦物質和纖維素的含量高，營養價值高，但熱量低。多食用這類食物替代高糖、高脂肪以及高鈉鹽的食物，能幫助您很好地控制體重和降低血壓，有助於減少心臟病

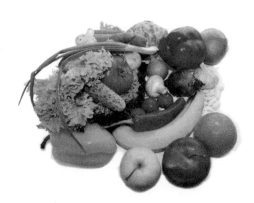

和中風發病的危險。

● 選擇深色的蔬菜和水果，如菠菜、胡蘿蔔、桃子和漿果，此類蔬菜和水果比其他食物，如馬鈴薯和玉米，含有較高的維生素和礦物質。

● 吃完整的蔬菜和水果，包括新鮮、冷凍或罐裝的。

● 當不能獲得新鮮食品時，可食用冷凍或用罐裝保存於水中的蔬菜和水果，但不應含有鹽、糖、飽和脂肪或反式脂肪（部分氫化植物油）。

2.完整的穀物和高纖維食物

未精製的穀類食物中含有纖維，有助於降低血液中的膽固醇水準，產生飽足感，因而可幫助您更好地控制體重。

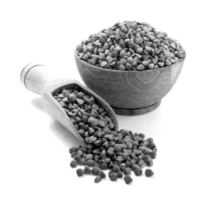

● 完整的麥、燕麥和燕麥片、糙米、玉米、大麥和爆米花都是不錯的選擇，也可嘗試黑麥、蕎麥、小麥片、小米、藜穀和高粱。

● 選擇麵包和其他食品時，應選擇營養成分列表中以粗糧為主的製品。

● 選購食品時應閱讀食品包裝上的營養成分表，注意包含有多少纖維。每天2000千卡的飲食計畫中，應含有約25克纖維。

● 選擇整個的水果和蔬菜、豆類和穀類的食物，如全麥麵包，以保證獲得身體需要的纖維。

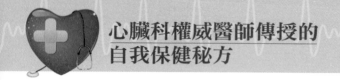
3.乳製品

選擇健康乳製品的要件包含：

●食用無脂或低脂（1％）的乳製品。

●應少食用全脂乳製品，如黃油、全脂牛奶和全脂乳酪和優酪乳。如果您已習慣飲用全脂牛奶，應逐漸改換成脂肪含量低的牛奶，先換成脂肪含量2％的，然後試換成1％的，最後換成無脂牛奶。

●在烹飪中如需加用牛奶，可以無脂淡奶替換全脂牛奶。

●選擇無脂肪或低脂肪的甜點，包括冷凍和非冷凍的優酪乳、無脂霜淇淋等。

4.有益健康的油

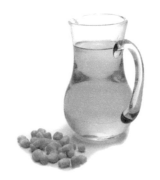

食物中含有兩類脂肪，即飽和脂肪與不飽和脂肪。飽和脂肪中低密度脂蛋白膽固醇含量高，會引起血液中不利於健康的膽固醇水準升高。選用含多不飽和脂肪與單不飽和脂肪的食用油，有助於降低膽固醇水準。

●使用在室溫下呈液態的植物油。一般說來，這些都是健康的油，包括菜子油、橄欖油、玉米油和紅花油。

●食用油和脂肪的總攝入量應儘量保持在合理的範圍內。

5.肉類

肉類是有益健康的食物。應選擇瘦肉和不帶皮的家禽肉。烹飪前，先除去所有看得見的脂肪。可用烘烤或火烤、水煮（用文火

煮）、蒸的方法烹飪肉類，不要添加飽和或反式脂肪。

畜類

●選擇脂肪含量較少的紅色肉類，例如牛的後腿肉、牛脊肉和特別瘦的絞牛肉；購買豬肉時，應選擇里脊肉、火腿的中心部位。

●少食用加工的肉類，例如熱狗、香腸、鹹牛肉、火腿、燻肉和鹹豬肉等，這些肉中往往含有較多的飽和脂肪和鈉，應少食用。

●動物內臟，如肝臟等含膽固醇量高，應該少食用。

家禽

●烹調前應除去家禽的皮，以減少脂肪含量。

●選購家禽時，無皮的白肉較好；深色肉的脂肪和膽固醇含量較高。

水產品

●食用魚，特別是那些含有 ω-3 脂肪酸的魚，有利於降低患心臟病的風險。每週應至少食用兩次有魚類的食品。含有高 ω-3 脂肪酸的魚包括鮭魚、鱒魚和鯡魚等。

●蝦、龍蝦和螃蟹含低飽和脂肪，但它們的膽固醇含量比其他肉類更高。

●烹調時使用草藥、香料、檸檬等柑橘類果汁或調味醋代替鹽、豬油、黃油或奶油、醬汁。

●可用烘烤、水煮（用文火煮）、蒸或火烤等烹調方法，少用油炸。

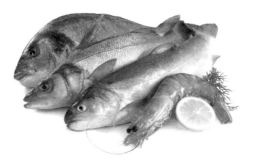

注意：某些魚類中汞的含量高，如鯊魚、旗魚、鯖魚和方頭魚（金色鱸魚或金色鯛魚），孕婦、準備懷孕或哺乳的年輕婦女和兒童應避免食用這類魚；長鰭鮪魚（白色）比淡色鮪魚汞的含量更高。每週的食用量不要超過170克。

肉類替代品

●豆類、豆腐以及其他以大豆為原料的產品含有豐富蛋白質，可代替肉類。

●檢查營養成分表，以幫助您選擇低鈉（含食鹽量低）食品。

② 少食用不益於健康的食品

有些食物中的飽和脂肪、反式脂肪和膽固醇含量高，還缺乏人體所需的營養物質，如油炸的食物。食用這類食物太多，會使血液中膽固醇水準升高。高血脂、高血膽固醇是心臟病和中風的主要危險因素，在美國是男性的頭號殺手和女性的第三號殺手。近年來，由於注意改變飲食習慣，美國人心血管病的發病率已明顯降低。

1.總體目標：減少脂肪、糖和食鹽

●動物類產品，如肉類和乳製品，可有高飽和脂肪和膽固醇；許多烘烤或油炸食品中含有反式脂肪。減少食用這些食物，有利於降低低密度脂蛋白膽固醇水準，並減少心血管疾病的風險。

●許多零食和飲料是加糖製成的，這些食品往往熱量較高，但維生素和礦物質含量低。應該避免食用含糖的碳酸飲料和小吃。

●飲食中有過多的鈉鹽，可能導致高血壓，尤其是對鹽敏感的人。高血壓會增加心臟病、中風和腎臟疾病的風險。應食用鈉鹽含量低的食物，在烹飪中也應少放鹽，這樣可以降低高血壓的風險，有助控制高血壓。

2.避免部分氫化植物油（反式脂肪）

●使用液體植物油，少用動物油。

●限制部分氫化或飽和脂肪製成的點心攝入量，如炸薯條、餅乾、蛋糕等。

●根據營養成分說明書，選擇不含有部分氫化油的食品。

●買食物時，注意食品包裝袋上的說明，選擇低飽和脂肪和低膽固醇的食物。

3.減少飲食中的膽固醇

●每天食物中膽固醇的含量應少於300毫克。

●含膽固醇較高的食物包括：雞蛋（每一個蛋黃約有200毫克膽固醇），貝類海鮮（每1/2杯的量含有50～100毫克膽固醇），內臟（每85克雞肝含有375毫克膽固醇）和全脂奶粉（每杯有30毫克膽固醇）。

4.少食用含糖高的食品和飲料

●閱讀包裝食品的營養成分說明書上的配料表，選擇列表中前4個成分不含糖的食品和飲料。

●瞭解有關糖的常用名稱，包括蔗糖、葡萄糖、麥芽糖、果糖和

葡萄糖，玉米糖漿、濃縮果汁和蜂蜜，也都是含糖量高的飲料。

5.減少食鹽量

正常成年人每天食用鹽的攝入量應少於2300毫克；中年和老年人，尤其是患有高血壓的人，需要把食用鹽減少至每天1500毫克。

●閱讀包裝食品的營養成分說明書，比較同類產品不同品牌的鈉含量（如番茄醬），選擇鈉含量少的產品。

●選擇冷凍食品、湯類、穀物、烘焙食品和加工食品時，選擇標有「少鈉鹽」或「低鈉鹽」的食品。

●限制高鈉鹽的調味品和食物，如醬油、牛排醬、辣醬油、調味鹽、泡菜。

●以草本植物、香料或無鹽混合調味品替代食鹽，使用檸檬汁、柑橘、橙皮或辣椒替代，以助調味。

3 瞭解食品的營養成分說明書

在超市中購買的包裝食品，都有營養成分說明書和配料表。營養成分說明書可以幫助您選擇有益的健康食品。

1.關鍵術語解釋

●「無」說明幾乎沒有這種成分，例如無鈉，意味著每一標準分量食物中所含的鈉小於5毫克。

●「非常低」或「低」，說明有一點這種成分，通常每一標準分

量食物中含該成分140毫克或以下。

●「減少」或「較少」，意味著這種成分低於標準同類食品的25％。

2.食品營養成分表上的項目

通過閱讀包裝上的食品營養成分表，來瞭解食物中含有多少飽和脂肪、反式脂肪、膽固醇、糖、鈉和其他營養成分。這些成分的任何一種都會影響您的整體健康。

●**分量**：表上所列的是一個標準分量，如果吃了雙倍的分量，則攝入的營養和熱量都增加一倍；如果只吃了一半的量，則攝入的營養和熱量也減半。

●**熱量**：如果您的體重已超重，應削減熱量的攝入！如果每天攝入的熱量比需要的多500千卡，一周就會增加3500千卡，這可能會導致您的體重每週增加0.45公斤，一年可增加23.4公斤。（注：1克碳水化合物可產生4千卡的熱量；1克蛋白質可產生4千卡的熱量；1克脂肪可產生9千卡的熱量。）

●**飽和脂肪**：飽和脂肪是食物中所有脂肪的一部分，它可增加血液中的膽固醇，從而增加心臟病、中風和癌症的風險。

●**反式脂肪**（trans fats）：又稱為反式脂肪酸、逆態脂肪酸或轉脂肪酸（trans fatty acid），是一種不飽和脂肪酸（單不飽和或多不飽和）。肉類或乳製品中所含的天然反式脂肪相當少。天然的脂肪經反復煎炸，會生成小量的反式脂肪。人類食用的反式脂肪主要來自經過部分氫化的植物油。部分氫化過程會改變脂肪的分子結構（讓油更耐

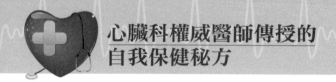

高溫、不易變質，並且延長保存期限），但氫化過程也將一部分脂肪改變為反式脂肪。

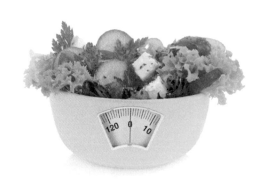

由於能增添食品酥脆口感、易於長期保存等優點，此類脂肪被大量應用於市場銷售的包裝食品和餐廳的煎炸食品中。反式脂肪因為被歸類為不飽和脂肪，所以在發現其危害之前被視為較符合健康的飽和脂肪的取代品，一些關於不飽和脂肪的宣傳更助長了反式脂肪的使用。反式脂肪可提高血液中有害膽固醇的水準，降低好的膽固醇水準，因此應盡量食用飽和脂肪和反式脂肪含量低的食品。在總熱量中，飽和脂肪應少於7％，反式脂肪應少於1％。

●總脂肪：大多數人需要減少總熱量的攝入，脂肪的產熱量比蛋白質或碳水化合物的產熱量高一倍，因此減少脂肪的攝入量可減少總熱量的攝入，且有利於保持健康的體重。

●膳食纖維：纖維含量高的食物有水果、蔬菜、完整的穀物、豆類。多食用纖維含量高的食物，有助於降低患心臟病和癌症的風險。

●膽固醇：食用過多膽固醇含量高的食物，會增加血液中的膽固醇水準，是心臟病的危險因素之一。每天飲食中的膽固醇應少於300毫克。膽固醇水準已經較高（或已患有心臟病）的人，每天飲食中的膽固醇應少於200毫克。

●鈉：攝入過多的鈉可能會導致高血壓。食鹽即氯化鈉。

●**總碳水化合物**：碳水化合物是健康飲食的重要組成部分。應選擇營養成分高的碳水化合物類食物，如水果、蔬菜、高纖維麵包、穀類（完整的穀物）和麵食。如食用包裝的食品，應選擇含糖少的製品。

●**蛋白質**：動物蛋白中含有飽和脂肪和膽固醇。應選擇瘦肉、魚和不帶皮的家禽肉；飲用無脂肪或低脂肪的牛奶、優酪乳、乳酪；多吃植物蛋白，如豆類、粗糧、雜糧，以及以植物為原料的製品，如豆腐、豆乾、綠豆的粉絲等；少食用漢堡、香腸、燻肉。

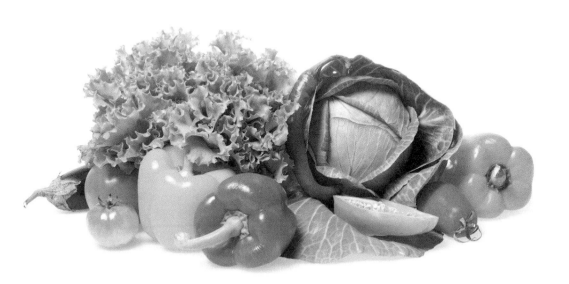

第三章
保持合理的體重

保持正常體重（體重指數低於25）的主要原因是健康，而不是為了外觀。體重超重或肥胖是發生心臟疾病的危險因素之一，也是患糖尿病的危險因素之一。據統計，在20歲以上的美國人中，有66％的人體重超重或肥胖，每年有近11.2萬人可能由於肥胖、體重增加，使死亡的風險增加。

要達到和保持合理的體重，對某些人來說可能是一個挑戰。長期減肥確實比較困難，易令人失去信心。每個人的情況不同，重要的是要找到一種適合的策略。

① 為什麼會體重超重和肥胖？

體重超重的主要原因包括：

● **進食超過身體需要的熱量**：由於生活水準提高，人們平均每日攝取的熱量也有所增加。美國在1977～2005年，成年人平均每日攝取的熱量增加約350千卡。在我國也有同樣的現象。

● **食入過多熱量高的加工食品**：近年來，人們食用加工的食品、飲料增加，而這些飲食中通常含糖量較高，使人們在不知不覺中攝入了過多熱量。

●**外出用餐過多**：餐館的食物（包括速食）中常含較多的油（含飽和脂肪、反式脂肪、膽固醇較高）和鹽（鈉），人們在外用餐時往往進食的量較大。

●**運動過少**：現在人們花費在電視、電腦和網路遊戲上的時間很多，並且乘車多、走路少。這些活動量少的生活方式是很多疾病的危險因素，如心血管疾病、2型糖尿病、骨質疏鬆症、抑鬱症、乳腺癌和結腸癌等。

② 正確地控制體重

社會上宣傳的減重方法很多，有的只能有短期效果，有的甚至可能有害健康，必須慎重選擇。控制體重最根本的原則是堅持健康的生活方式，進食熱量和營養平衡的飲食，保持適當的運動。

以下計算每天需要熱量的方法可供您參考（1磅＝0.45公斤）：

每天需要的熱量＝身體所需基本熱量+活動所需熱量

基本熱量＝體重（磅）×10

根據活動量加上活動所需要的熱量：

很少活動量：活動所需熱量＝體重（磅）×3。

中等活動量：活動所需熱量＝體重（磅）×5。

重度活動量：活動所需熱量＝體重（磅）×8。

例如您的體重為120磅，日常活動量為中度。

您每天所需要的熱量＝（120×10）+（120×5）＝1800（千卡）

50歲以上的人因基礎代謝降低，總熱量應減去10％。

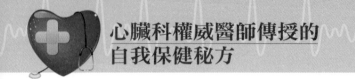
　　如要減輕體重，每天少攝入500千卡熱量，可使體重每週減輕1磅。

　　蔬菜、水果、全穀物類和魚類食物是熱量低、有利於健康的食物。常見食物所提供的熱量見表1、表2。

表1：常見食物所提供的熱量

食物	分量	熱量（千卡）
蘋果	1個（中等大小）	72
脫脂牛奶	8盎司	90
蘆筍（熟）	1/2杯	25
燕麥麩（熟）	1/2杯	44
橙汁	6盎司	84
藍莓	1/2杯	41
豌豆/綠豆（熟）	1/2杯	67
全麥麵包片	1盎司	70
綠花椰（熟）	1/2杯	22
爆米花（無人造黃油）	1杯	21
哈密瓜	1/2杯	27
義大利全麥麵條（熟）	1/2杯	87
小胡蘿蔔	1盎司	6
菠菜（熟）	1/2杯	21
乾酪（低脂）	1盎司	49
玉米	1個	56
乳酪（部分脫脂）	1盎司	72

表2：高熱量的食物

食物	分量	熱量（千卡）
杏仁	1盎司	169
鮭魚/大西洋或銀鮭魚（熟）	3盎司	156
香蕉	1個（中等大小）	105
牛排（無脂肪、煮熟的）	3盎司	192
無皮雞脯肉（烤）	3盎司	142
白鮪魚罐頭	3盎司	109
漢堡肉餅（90％瘦肉）	3盎司	173
火雞/鴨肉（火烤，無皮）	3盎司	170
豬里脊肉	3盎司	139
核桃	1盎司	185
馬鈴薯（有皮）	5盎司	145
優酪乳（無脂或少脂，不加糖）	6盎司	111
糙米	1/2杯	108

注：通常1杯的容量為250克；1盎司＝28.3克。

　　保持理想體重不僅對您很重要，對您的家庭成員，特別是兒童同樣重要，因此應幫助孩子養成健康的生活習慣：

　　1.盡可能在家吃飯，與您的孩子一起選擇與準備健康的食物。

　　2.注意孩子在家裡、學校餐廳或朋友家吃什麼？吃什麼零食？

　　3.多吃水果和蔬菜，少吃零食。

　　4.堅持適量的戶外運動，兒童和青少年每日應該至少做60分鐘的運動。

　　5.限制用電腦和看電視的時間；不要把電視機放在孩子的房間裡。

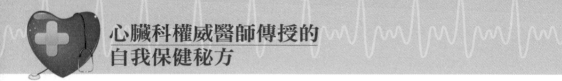

第四章
堅持適當的運動

研究證明，適當的運動有助於預防心臟病、中風、糖尿病、肥胖和骨質疏鬆症，也有助於心臟疾病的危險因素，如高血壓和高膽固醇血症。

堅持適當運動的益處有：

1.減少發生心臟疾病、中風的風險。

2.提高心臟泵血到全身的能力，有助於肺、心臟等器官和肌肉的協調工作。

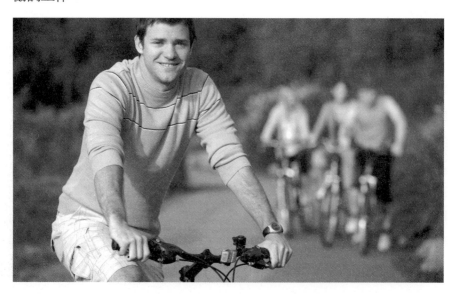

3.有助於降低高血壓的風險。

4.有助於控制高血脂。

5.提高使用氧氣的能力和提供積極生活方式所需要的能量。

6.有助於控制體重（配合均衡飲食）。

7.有助於處理各種壓力。

8.如果您是吸煙者，可以幫助您戒煙。

9.有助於精神放鬆，鬆弛緊張情緒，並可幫助睡眠。

10.增強熱情和樂觀的情緒。

1 應該做哪些運動？

適當運動有助於保持心臟、肺和血管健康，可使健康的心肺功能更適應突發性體力和情緒上的壓力。心臟和肺健康的人可以長時間積極地活動，不會矯枉過正。

耐力運動是改善心肺功能最好的運動。對於大多數健康的人，建議可快走、遠足、慢跑、騎自行車、游泳、跳繩和其他體育活動或遊戲。如果您剛開始進行有規律的運動，應逐漸增大運動量。醫學研究表明，即使中等強度的運動，對健康也有長期的益處，例如愉快地行走、園藝、跳舞和其他類型的家庭日常活動等。平時經常爬樓梯，或把車停到離目的地稍遠的地方，有意識地增加行走的機會，也可以幫助您增加活動量，有利於增強整體健康。成年人應儘量做中等強度的有氧活動，每週至少150分鐘，或每天運動30分鐘，或每日3次，每次10分鐘。

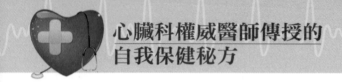
② 運動中要注意什麼？

　　開始一項運動之前，要選擇適合的鞋，以避免腳痛和肌肉緊張，衣服也要合適，這能讓您舒適地運動。要注意溫度和濕度，避免在極端不好的天氣裡運動。在運動之前、運動期間和運動之後要多喝水。

　　注意，如果您有健康問題，在計畫開始運動之前，應該與您的醫生討論和制訂運動方案，請醫生幫助您制訂適合身體狀況的運動量。如果您有發生心臟疾病的危險因素，醫生可能會建議作運動負荷試驗，以幫助您早期發現潛在的健康問題。

　　如果您以前從未做過什麼運動，一定要逐漸地增加運動量。

　　開始運動之前，應該做熱身活動，使呼吸、血流和體溫增加，這樣可減少在劇烈活動時受傷的風險。熱身活動應該持續3～5分鐘。如果需要的話，熱身活動後接著進行溫和的伸展活動，可增加身體的靈活性。

　　適度的運動有益於健康，但不可做超過您體力的運動。如在運動中出現明顯的心悸、氣短，甚至呼吸困難，說明運動過量，應調整到身體能夠更容易保持的運動水準。運動後，您應該可以輕鬆地進行交談。如果停止運動幾分鐘後，呼吸頻率即恢復正常，那麼您的運動強度是適當的。在一天的其他時間裡，您不應該感到疲勞。

　　任何運動後，需要有數分鐘安靜下來的時間，讓身體慢慢調整到需求減少的狀態。運動後不要馬上躺下，您應該舒展身體，以防止肌肉變得過於緊張。

　　如果運動中出現胸部、頸部、手臂疼痛，應及時就醫，不要等到

劇烈疼痛時才去找醫生。

經常運動是一種積極的生活方式，應該堅持，並養成習慣。

③ 不同運動消耗熱量說明

瞭解不同運動消耗的熱量有多少，可幫助您提高積極性。體重45公斤與68公斤的人，做不同運動1小時所消耗的熱量大致如表3。

表3：不同運動消耗熱量

運動	運動強度	消耗熱量	
		體重45公斤	體重68公斤
騎自行車	10公里/小時	160千卡	240千卡
	20公里/小時	270千卡	410千卡
慢跑	7公里/小時	610千卡	920千卡
跳繩	每小時	500千卡	750千卡
原地跑步	每小時	440千卡	660千卡
跑步	16公里/小時	850千卡	1280千卡
游泳	23公尺/分鐘	185千卡	275千卡
	46公尺/分鐘	325千卡	500千卡
網球（單打）	每小時	265千卡	400千卡
步行	3公里/小時	160千卡	240千卡
	5公里/小時	210千卡	320千卡
	7公里/小時	295千卡	440千卡

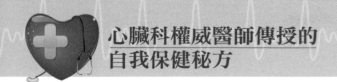

第五章
高膽固醇血症及其危害

 病例

　　一位40歲的女性，因6個月來體重快速增加前來就診，無胸部疼痛和不適。其母有高脂血症。體檢結果顯示：身高165公分，體重70公斤，脈搏每分鐘78次，血壓118/68毫米汞柱。心臟和肺無特殊發現。血液測試顯示，膽固醇260毫克/分升，低密度脂蛋白膽固醇145毫克/分升，高密度脂蛋白膽固醇60毫克/分升，甘油三酯130毫克/分升。診斷為高膽固醇血症。

　　保持血液中的膽固醇水準在正常範圍內對任何人都很重要。無論男女老少，有無心臟疾病的人，血液中的膽固醇含量高，都是導致冠狀動脈硬化性心臟病和中風的危險因素。

　　發生冠狀動脈硬化性心臟病最常見的危險因素有：

1.高血壓（治療或未處理）

2.吸煙

3.低密度脂蛋白（壞）膽固醇含量高

4.高密度脂蛋白（好）膽固醇含量低

5.缺乏運動

6.身體肥胖和超重

7.糖尿病

8.年齡（男性45歲以上，女性55歲以上）

9.家族史（父親或兄弟在55歲之前有冠心病，母親或姐妹在65歲前有冠心病）

① 膽固醇是什麼？

膽固醇是一種存在於血液和體內所有細胞中的軟性脂肪物質。我們的身體會製造所需要的膽固醇，並用它來製成細胞膜、一些激素和幫助消化食物的物質。此外，我們也可以從食品中吸收膽固醇。

膽固醇是健康身體的一部分，但血液中如果膽固醇太多，就可能出現問題。血中膽固醇過高是心臟病和中風的危險因素。如果您同時有高膽固醇血症和心臟病，發生中風的風險就更大。降低血液中膽固醇含量，可減少心臟病和由動脈粥樣硬化引起的缺血性中風的風險。因此，儘量保持低的膽固醇攝入量是非常重要的。

② 瞭解您的膽固醇水準

高膽固醇血症沒有任何症狀，如果不檢查是不會知道的。

20歲以上的成年人，至少應該每五年測定一次血中的膽固醇。有心臟病或中風等其他高風險因素的人，更應該經常進行檢查。

注意，測試的前一天不吃肉類，晚飯後不要吃任何東西，第二天

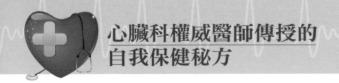
早上空腹取血。

測試血液中的膽固醇稱為「脂蛋白測試」，通常以每分升血中膽固醇的毫克數（毫克/分升）或每升血中膽固醇的毫摩爾數（毫摩爾/升）表示。

膽固醇包括低密度脂蛋白膽固醇（壞的）、高密度脂蛋白膽固醇（好的）以及甘油三酯（血脂）。低密度脂蛋白和高密度脂蛋白的總量稱為總膽固醇。

1.總膽固醇低於200毫克/分升（5.2毫摩爾/升）為理想狀態，這樣的人如果沒有其他危險因素，心臟病發作和中風的風險相對較低。

2.總膽固醇水準在200～239毫克/分升（5.2～6.2毫摩爾/升）的人，屬於邊緣性高膽固醇。這些人心臟病發作的風險可能是總膽固醇水準低於200毫克/分升者的兩倍。如果您處於邊緣性高膽固醇狀態，應該與醫生合作降低總膽固醇，並且控制其他心血管病危險因素。

注意：總膽固醇在200～239毫克/分升的人，如果高密度脂蛋白膽固醇高、低密度脂蛋白膽固醇水準不高，也可能無心臟病發作的高風險。

3.總膽固醇水準為240毫克/分升（6.2毫摩爾/升）或以上，就是高血膽固醇了。這些人心臟病發作的風險可能是總膽固醇水準低於200毫克/分升者的兩倍以上。如果您處於這種狀態，應與醫生密切合作，降低血中的膽固醇。

3 關於低密度脂蛋白膽固醇、高密度脂蛋白膽固醇和甘油三酯

膽固醇在特殊的載體內，通過血液流動進入細胞，這些特殊的載

體稱為脂蛋白。人體內有多種脂蛋白，其中最重要的有兩種，即低密度脂蛋白和高密度脂蛋白。

1.低密度脂蛋白膽固醇

低密度脂蛋白膽固醇是「壞的」膽固醇，人體的組織利用某些這種膽固醇製成細胞，但是，當壞膽固醇太多時，就會經血液輸送，沉積到心臟和大腦的動脈內，連同其他物質一起形成斑塊。這是一種粗、硬的脂肪沉積。斑塊會使動脈變窄，從而降低血流量。這種狀況稱為動脈粥樣硬化。

如果斑塊造成提供心臟營養的動脈變得狹窄，使心臟無法獲得足夠的血液，可能會導致胸痛，稱為心絞痛，也就是冠心病。如果斑塊裂開，其表面有血液凝塊形成，血流被阻斷，使部分心肌得不到血流，導致心肌缺血，缺氧而壞死，也就是心肌梗死。如果斑塊使提供腦部營養的動脈變得狹窄，並有血液凝塊的形成，流入大腦的血液被阻斷，即會導致腦梗死，也就是中風。

低密度脂蛋白膽固醇的含量高，意味著心臟病和中風的風險高。在一般情況下，低密度脂蛋白膽固醇的含量越高（同時還有其他危險因素），發生心臟病或心臟病發作的機會越大。低密度脂蛋白膽固醇含量對健康的影響說明如下：

- 含量在100毫克/分升（2.6毫摩爾/升）以下，為優。
- 含量在100～129毫克/分升（2.6～3.4毫摩爾/升），為近似優。
- 含量在130～159毫克/分升（3.4～4.2毫摩爾/升），為邊緣性高。
- 含量在160～189毫克/分升（4.2～4.9毫摩爾/升），為高。

●含量在190毫克/分升（4.9毫摩爾/升）或以上，為很高。

降低低密度脂蛋白膽固醇含量的目標值，取決於您有多少其他危險因素：

●如果您沒有冠心病、糖尿病或其他血管疾病，有一種或根本沒有危險因素，則低密度脂蛋白膽固醇的目標值應低於160毫克/分升（4.2毫摩爾/升）。

●如果您沒有冠心病、糖尿病或其他血管疾病，但有兩種或兩種以上的危險因素，則低密度脂蛋白膽固醇的目標值應低於130或100毫克/分升（3.4或2.6毫摩爾/升）（取決於整體風險）。

●如果您有冠心病、糖尿病或其他血管疾病，則低密度脂蛋白膽固醇的目標值應低於100毫克/分升（2.6毫摩爾/升）。

●低於70毫克/分升（1.8毫摩爾/升）被認為是治療目標。

以下這些主要危險因素會影響低密度脂蛋白的目標值：

●吸煙，或居住、工作環境中周圍的人經常吸煙。

●高血壓（140/90毫米汞柱以上），或因高血壓服用降血壓藥物。

●高密度脂蛋白膽固醇，男性低於40毫克/分升（1.0毫摩爾/升），女性低於50毫克/分升（1.3毫摩爾/升）。

●糖尿病，空腹血糖值為126毫克/分升（7.0毫摩爾/升）或更高。

●有早發心臟病的家族史（父親或兄弟55歲前有心臟病，或母親或姐妹在65歲前有心臟病）。

●年齡（男性45歲以上，女性55歲以上）。

注意飲食（低飽和脂肪、低反式脂肪、低膽固醇和低鈉的飲

食）、運動和保持理想體重，有利於降低低密度脂蛋白膽固醇水準，也就是降低發生心血管疾病的風險。密度脂蛋白膽固醇水準很高的人，需要用藥物治療。

2.高密度脂蛋白膽固醇

高密度脂蛋白膽固醇是「好」的膽固醇。高密度脂蛋白膽固醇水準高，可降低發生心臟病和中風的風險。醫學研究證明，高密度脂蛋白可將動脈壁上的膽固醇分離入血液，使其隨血液回到肝臟。在肝臟內代謝後，多餘的膽固醇將從身體內排出。高密度脂蛋白也可以將動脈斑塊中的膽固醇排除，從而降低心臟病發作和中風的風險。

血液中高密度脂蛋白膽固醇的正常含量，男性應高於50毫克/分升（1.3毫摩爾/升），女性應高於40毫克/分升（1.0毫摩爾/升）。高密度脂蛋白膽固醇的含量高，在60毫克/分升（1.6毫摩爾/升）以上，認為能預防心臟病。反之，高密度脂蛋白膽固醇水準低，男性低於40毫克/分升，女性低於50毫克/分升，則是心臟病和中風的主要危險因素之一。

保持理想體重，每週至少有150分鐘中等強度的運動（例如快走），避免過多脂肪的飲食（脂肪低於總熱量的15％），不吸煙，有助於提高高密度脂蛋白水準。

3.甘油三酯

甘油三酯是體內最常見的一種脂肪，也是能源的主要來源之一，可從食物中吸收，身體也能製造甘油三酯。

　　隨著年齡增長或體重增加（超重），甘油三酯和膽固醇水準有升高的趨勢。

　　多數有心臟病或糖尿病的人甘油三酯水準高。高密度脂蛋白膽固醇水準低，低密度脂蛋白膽固醇和甘油三酯水準高，會加快動脈粥樣硬化的發生。研究表明，甘油三酯水準高於正常值的人，發生心臟病和中風的風險比較高。空腹甘油三酯含量對健康的影響說明如下：

- 含量在100 毫克/分升（2.6毫摩爾/升）以下，為正常。
- 含量在100～149毫克/分升（2.6～3.9毫摩爾/升），為近似正常。
- 含量在150～199毫克/分升（3.9～5.2毫摩爾/升），為邊緣性高。
- 含量在200～499毫克/分升（5.2～13.0毫摩爾/升），為高。
- 含量在500毫克/分升（13.0毫摩爾/升）或以上，為很高。

　　應保持甘油三酯在正常水準，下列生活方式有助於降低甘油三酯含量：

- 保持健康的體重。腰部多餘的脂肪與高甘油三酯水準密切相關。體重減輕5%～10%，可使甘油三酯下降20%。
- 食用低飽和脂肪、低反式脂肪和低膽固醇食品；多吃水果，蔬菜；吃低脂或無脂的乳製品。
- 每週至少有150分鐘中等強度的運動，如快走。
- 不吸煙，並且避免吸煙的環境。
- 少飲酒，即使少量的酒精也會提高甘油三酯的水準。
- 少食用加糖的飲料和食品。

　　食用高碳水化合物（碳水化合物的熱量高於總熱量的60%）的飲食，可使甘油三酯水準增高，並降低高密度脂蛋白膽固醇的水準。如

果您的甘油三酯水準超出正常範圍，應將果糖消耗量限制到每天50～100克。因為一般在食品的營養成分表上沒有列出果糖，您可能需要問醫生，如何減少飲食中的碳水化合物。

④ 如何控制膽固醇水準？

高飽和脂肪、高反式脂肪和高膽固醇的飲食，往往會提高血液中的總膽固醇和低密度脂蛋白膽固醇含量。低飽和脂肪、低反式脂肪和低膽固醇飲食，則有助於降低血液中的總膽固醇水準。本書中其他部分有提供選擇食物的章節，可以幫助您控制膽固醇的水準。

1.飲食中的飽和脂肪

飽和脂肪是血總膽固醇高的主要飲食原因。飽和脂肪存在於許多自然食物中，特別是動物和乳製品，如肉類、家禽皮、奶油、黃油、乳酪和用全脂或低脂牛奶（2％）製成的其他乳製品。

以上的食物中除了有飽和脂肪外，還含有膽固醇。一些植物性食物（棕櫚油、棕櫚仁油和椰子油）也含有飽和脂肪，但不含有膽固醇。美國心臟協會建議，每天飽和脂肪的攝入量應小於總熱量的7％。如一個人一天需要2000千卡的熱量，飽和脂肪的需要量約為16克。

2.飲食中的反式脂肪

反式脂肪是不飽和脂肪，可以提高總膽固醇和低密度脂蛋白（壞）膽固醇，降低高密度脂蛋白（好）膽固醇。當氫氣添加至植物

油中時，即產生反式脂肪，這一過程稱為氫化。在食物的製作過程中，氫化可將油轉換成固體，從而提高食物的保質期，所以在許多加工食物中有反式脂肪。75％～80％的反式脂肪來自部分氫化的脂肪，來源包括烘焙食品、油炸食品、小吃或速食食品。

部分氫化的植物油、植物起酥油或人造黃油（液態人造黃油的食品往往含有低水準的反式脂肪）中也有反式脂肪。20％～25％的反式脂肪來自動物脂肪。每天反式脂肪的攝入量應小於總熱量的1％。如一個人一天需要2000千卡的熱量，反式脂肪的量約為2克。

3.飲食中的膽固醇

飲食中的膽固醇可以提高體內低密度脂蛋白的水準。在一般情況下，肝臟製造人體所需要的所有膽固醇，所以人們不需要再攝入膽固醇。每天的膽固醇攝入量應低於300毫克，心臟病患者膽固醇的攝入量應該限制在200毫克以下。

4.應該吃多少脂肪？

應根據個體的健康狀況調整適當的脂肪攝入量：

● 無冠心病和糖尿病、低密度脂蛋白膽固醇不高的人，適當的脂肪攝入量為總熱量的25％～35％，飽和脂肪少於總熱量的7％，反式脂肪少於總熱量的1％，膽固醇少於每天300毫克。

● 有冠心病和糖尿病、低密度脂蛋白膽固醇高的人，適當的脂肪攝入量為總熱量的25％～35％，飽和脂肪少於總熱量的7％，反式脂肪少於總熱量的1％，膽固醇少於每天200毫克。

●沒有心臟病，但有其他危險因素的人，應參考有心臟病者食用飽和脂肪、反式脂肪和膽固醇的標準。

5.控制飲食

為了改善您的總膽固醇水準，應選擇低飽和脂肪、低反式脂肪和低膽固醇的食物。這些脂肪通常存在於肉類和乳製品、燒烤或油炸的食品中。減少食用這類食物可降低低密度脂蛋白膽固醇水準，減少心血管疾病的風險。

肉類

●不帶皮的瘦肉和家禽通常含極少量的脂肪。

●在烹調前，應該從畜類和禽類的肉中切除所有看得見的脂肪。

●因為加工的肉類食物多含有較多的飽和脂肪和鈉，應減少食用。

乳製品

●選擇低脂（1%的脂肪）或無脂的牛奶。

●減少攝入奶油、全脂牛奶或全脂乳製品（優酪乳、乳酪）。

植物油

●用植物油和人造黃油替代奶油。

●少食用蛋糕、餅乾、糕點等甜食和薯條，以減少部分氧化或飽和脂肪的攝入。

膽固醇

●每天食入的膽固醇應少於300毫克。

●膽固醇含量較高的食物有：雞蛋（每個蛋黃的膽固醇量為200毫克），全脂牛奶（每杯約含30毫克膽固醇），貝類（每1/2杯50～100

毫克）和動物內臟，包括肝臟、胰腺、腎臟、腦（每85克肝臟約含375毫克膽固醇）。

6.可降低膽固醇的脂類

並非所有的脂類都不利於健康，多不飽和及單不飽和脂肪可能有助於降低低密度脂蛋白膽固醇水準，可用它們代替飲食中的黃油和豬油。這些脂類有：

●**植物油**：包括橄欖油、玉米油、紅花油、葵花子油、大豆油、油菜子油、芝麻油和亞麻子油。它們在室溫下通常是液態的，使用少量的植物油烹飪或做調料是有益的。

●**含有ω-3脂肪酸的食物**：有助於降低心臟病的發病風險。魚是ω-3脂肪酸良好的來源，特別是油性魚類，如鯖魚、鱒魚、鯡魚、沙丁魚、長鰭鮪魚和鮭魚。美國心臟協會建議，每週至少吃2次魚。

注意：懷孕或哺乳期的婦女以及幼兒應避免進食可能被汞或其他毒素污染的魚。

●**堅果和種子類**：這類食物不含膽固醇。它們是蛋白質和纖維的良好來源，往往有非常高的脂肪和熱量，但大部分是多不飽和脂肪或單不飽和脂肪酸。這些脂肪可能有助於降低膽固醇。核桃、杏仁和山核桃等是一些含有不飽和脂肪的堅果，但某些堅果，如澳洲堅果，含飽和脂肪較高。因此，購買此類食品前要仔細閱讀營養成分標籤。

注意：適當食用上述含多不飽和或單不飽和脂肪的堅果，有助於降低低密度脂蛋白膽固醇水準，但要適可而止，避免攝入過多的熱量。

第六章
如何控制高血壓

 病 例

一位45歲的男性，因頭暈兩周前來就診，沒有胸部疼痛和不適。抽煙，他的父親有高血壓。體檢結果顯示：身高162 公分，體重70 公斤，脈搏每分鐘80次，血壓152/98毫米汞柱。心臟和肺沒有特殊發現。診斷為高血壓，體重超重。

① 什麼是血壓？

血壓是每個人都有和必需的。當心臟跳動時，將血液泵入動脈，在動脈內形成一定的壓力，這種壓力就是血壓，它使血液流到全身，供應身體和重要器官代謝所需要的氧氣和營養。沒有血壓，就沒有動力保持血液循環。

健康的動脈有良好的彈性。當心臟泵出血液通過動脈時，動脈會擴張。舒展的程度取決於心臟跳動時泵出血液對動脈的力量。

在正常情況下，心臟每分鐘跳動60～80次。當心臟收縮時，血壓上升；心臟舒張時血壓下降。血壓可隨著情緒變化、姿勢改變、運動、服用藥物、食入咖啡因或睡眠而迅速改變。

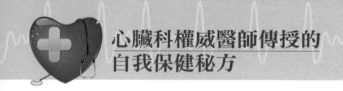
當測量血壓時，記錄兩個數位，如112/76毫米汞柱。前面的（較大的）數字（112毫米汞柱）是收縮壓，是在心臟收縮時，動脈內的壓力；後面的（較小的）數字（76毫米汞柱）是舒張壓，是心臟舒張（在跳動的間歇期）時，動脈內的壓力。

② 怎樣及時發現高血壓？

高血壓通常沒有症狀。事實上，許多人有高血壓已多年，自己卻不知道，這是非常危險的。知道自己是否患有高血壓的唯一途徑是測量血壓。

正常血壓應在120/80毫米汞柱以下。收縮期血壓120～139毫米汞柱和（或）舒張壓80～89毫米汞柱，考慮為高血壓前期。如果成年人的收縮壓在140毫米汞柱和（或）舒張壓為90毫米汞柱以上，就應診斷為高血壓（表4）。糖尿病或腎臟疾病的患者，正常血壓的標準為130/80毫米汞柱。

表4：高血壓診斷標準

血壓類別	收縮壓（毫米汞柱）	舒張壓（毫米汞柱）
正常	120以下	80以下
高血壓前期	120～139	80～89
高血壓，1期	140～159	90～99
高血壓，2期	160以上	100以上

注意：應測量數次後，才能做出診斷。當然，還應找出高血壓的原因。

③ 導致高血壓的原因有哪些？

血壓高於正常（不是神經緊張引起的）即稱為高血壓。高血壓通常沒有症狀，故被稱為沉默的殺手。事實上，90％～95％的高血壓患者沒有已知的原因，但有一些因素可能增加發生高血壓的機會，這些因素被稱為危險因素。

1.可控制的危險因素

● **肥胖**：體重指數（BMI）為30以上的人更容易發生高血壓。

● **飲食中放鹽太多**，可能使血壓升高。

● **酒精**：酗酒或經常喝酒會顯著增加血壓。

● **缺乏運動**：缺乏運動的人更容易體重超重，發生高血壓的機會也增高。

● **精神壓力**：這是經常提到的一個危險因素。然而，壓力的程度難以衡量，不同的人對壓力的反應也不盡相同。

2.不可控制的危險因素

● **種族**：例如非洲裔美國人發生高血壓的比例明顯高於白種人，而且病情往往更為嚴重。

● **遺傳**：高血壓患者的家庭成員有易發生高血壓的傾向。父母或其他近血緣親屬中有高血壓患者的人，發生高血壓的機率較大。

● **年齡和性別**：在一般情況下，年齡越大發生高血壓的機率越高。在45歲之前，男性發生高血壓的機率高於女性；45～54歲，男性

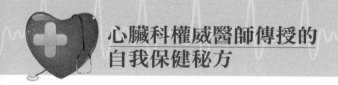
和女性中高血壓的發病率相似；54歲以上，女性高血壓的發病率明顯高於男性。

④ 高血壓對身體有何損害？

　　高血壓對身體有多方面的傷害，主要是增加心臟和動脈的負荷量。因為高血壓使心臟長期負擔超過正常的工作量，而導致心肌肥厚，繼而輕度擴大。輕度擴大的心臟可能仍然可以正常工作，但如果心臟明顯擴大，就可能難以完成正常的泵血功能，難以滿足身體代謝的需求。

　　隨著年齡增長，動脈的彈性會降低，這是自然老化的過程，高血壓有加快這一進程的傾向。

　　高血壓有增加中風的風險，也可能對腎臟和眼睛的小動脈有損害。血壓未得到控制的高血壓患者，比高血壓得到控制的人更容易患上冠狀動脈疾病和心力衰竭。

⑤ 高血壓的治療

　　雖然多數高血壓是不能完全治癒的，但它通常是可以控制的。如果您有高血壓，應按照醫生的意見進行治療，使血壓早期控制到正常水準，防止或減少以上所說的損害。

　　高血壓的治療包括飲食控制、減輕體重、規律的運動和藥物的綜合性治療。

1.飲食控制

您應在醫生、護士和營養師的指導下節制飲食，多吃水果、蔬菜、穀物、大米、麵包，少吃油炸食品和肥肉，這會幫助您降低血壓和控制體重。

2.減輕體重

很多高血壓的人可能體重超重。體重超重是心臟病的危險因素之一。健康的體重有利於健康。如果您體重超重了，應在醫生指導下控制飲食。減輕體重有利於降低血壓。

● 酒精是低營養高熱量的飲料，所以如果您想減輕體重，應該避免飲酒。

● 低鹽飲食可以幫助您降低血壓。大多數中國人吃鹽的量比身體需要的多得多，應避免吃太鹹或醃製的食物，堅持良好的飲食習慣。

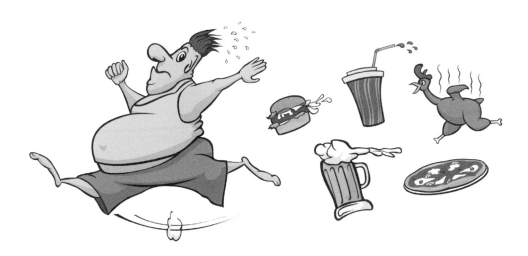

3.運動

運動有助於降低血壓，保持健康的體重。每天至少有30分鐘中等程度的運動，或每週三天每天至少有20分鐘的強度運動。此外，還要養成良好的生活習慣，並持之以恆。

4.藥物治療

高血壓前期的患者通過控制飲食，限制鈉鹽，增加運動，減輕體重等改變生活習慣的方法，可能使血壓降至正常，而不需要服藥。已確定有高血壓的患者則應堅持在醫生指導下終生服藥。血壓降至正常後，可在醫生的指導下調節藥物的用量，但絕對不可停止服藥。

降壓藥有多種，每種藥有不同的作用。有的藥可以除去體內多餘的液體和鹽，有些藥可以擴大縮小的血管，而另一些可以防止血管收縮。每個人對藥物的反應也不同。在醫生發現最適合您的用藥之前，可能需要一段試用期。在服藥的過程中，應該知道下列事項：

●藥物的名稱是什麼？

●用藥過程中可能出現什麼反應或副作用？如果出現，應該怎麼做？

●用量是多少？用法怎樣？

●要服多久？

●如何存儲（藥是否需要存儲在陰涼的地方）？

●是否需要在一天中的特定時間服用？

●服藥時是否需要避免某些食品、飲料、其他藥物或活動？

●是否有任何書面資料可幫助您記住關於服用藥物的注意事項？

●如果您忘記服一次劑量的藥物,應該做些什麼?

●如果您懷孕了,應知道藥物可能對胎兒的副作用。

●如果您患有其他疾病,應該怎麼辦?

●應該把您正在服用的所有藥物的名稱和效果告訴醫生。

降壓藥

a.利尿劑:通常是治療的第一選擇。這些藥物可以使體內多餘的液體和鹽通過小便排出,從而幫助控制血壓。常見的利尿劑有氯噻酮(hygroton)、呋塞米(速尿)、雙氫克尿噻、氫氯噻嗪(hydrodiuril)、吲達帕胺(Lozol)、美托拉宗(mykrox)等。雖然這些藥物在作用機制和持續時間方面可能有差異,但利尿作用是相似的。您的醫生會選用一種最適合您的利尿劑。

如果利尿劑治療不能使您的血壓降至正常,醫生可能會加用其他藥物,如包含有利尿劑和其他降壓藥物的複合片劑,這樣可減少您每日服用的片數。

b.其他降壓藥:包括血管緊張素轉換酶(ACE)抑制劑、血管緊張素 II 受體拮抗劑、β-受體阻滯劑、鈣通道阻滯劑,以及它們的綜合性治療。

● **血管緊張素轉換酶(ACE)抑制劑**:可擴張血管,減少血管外周的阻力,使血液更容易流通,以減輕心臟工作負荷,使其工作更容易和有效。

● **血管緊張素 II 受體拮抗劑**:防止血管緊張素 II 對心臟和血管的作用。此製劑很少有咳嗽的副作用,且有更好的耐受性。

● **β-受體阻滯劑**:可降低心率和減少心輸出量,從而降低血壓。

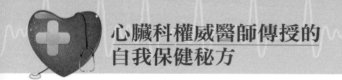
●**鈣通道阻滯劑**：中斷心臟和血管細胞中鈣的運動。

所有這些藥物，只有當您服用時，才會發揮降低血壓的作用。這就是不能停止服用藥物的原因。大多數患者即使血壓已降至正常，也必須繼續服藥，才能保持良好的治療效果。

醫生在找到一種能降低您的血壓且副作用最少的藥物之前，可能要試用好幾種藥物。因此，在您的血壓得到控制之前，可能需要經常看醫生，等到血壓得到控制之後，每年需要訪問您的醫生3～4次。表5列出了部分降壓藥。

表5：部分降壓藥物及其分類

分類	藥品
利尿劑	氫氯噻嗪 氯噻酮（Hygroton） 速尿（Lasix） 氫氯噻嗪（Esidrix，Hydrodiuril，Microzide） 吲達帕胺（Lozol） 美托拉宗（Mykrox，Zaroxolyn）
保鉀利尿劑	阿米洛利（Midamor） 安體舒通（Aldactone） 氨苯蝶啶（Dyrenium）
複合利尿劑	鹽酸阿米洛利+氫氯噻嗪（Moduretic） 螺內酯+氫氯噻嗪（Aldactazide） 氨苯蝶啶+氫氯噻嗪（Dyazide，Maxzide）
β-受體阻滯劑	醋丁洛爾（Sectral） 阿替洛爾（Tenormin）

分類	藥品
	倍他洛爾（Kerlone） 富馬酸比索洛爾（Zebeta） 鹽酸卡替洛爾（Cartrol） 琥珀酸美托洛爾（Toprol- XL） 酒石酸美托洛爾（Lopressor） 納多洛爾（Corgard） 正貝凡洛爾（Levatolol） 吲哚洛爾（Visken） 普萘洛爾（心得安，Inderal） 馬來酸噻嗎洛爾（Blocadren）
複合β-受體阻滯劑	阿替洛爾+氯噻酮（Tenoretic） 比索洛爾+氫氯噻嗪（Ziac） 酒石酸美托洛爾+氫氯噻嗪（Lopressor HCT） 納多洛爾+苄氟噻嗪（Corzide） 普萘洛爾+氫氯噻嗪（Inderide，Inderide LA） 噻嗎洛爾+氫氯噻嗪（Timolide）
血管緊張素轉換酶抑制劑	鹽酸貝那普利（洛汀新，Lotensin） 開博通（Capoten） 馬來酸依那普利（Vasotec） 福辛普利鈉（Monopril） 賴諾普利（Prinivil或Zestril） 莫辛普利（Moexipril，Univasc） 培哚普利（Aceon） 鹽酸喹那普利（Accupril） 雷米普利（Altace） 群多普利（Mavik）

分類	藥品
複合血管緊張素轉換酶抑制劑	鹽酸苯那莘普利（Benazepril）+苯磺酸氨氯地平（Lotrel） 鹽酸貝那普利+氫氯噻嗪（Lotensin HCT） 卡托普利+氫氯噻嗪（Capozide） 馬來酸依那普利+地爾硫（Teczem） 馬來酸依那普利+非洛地平（Lexxel） 賴諾普利+氫氯噻嗪（Prinzide，Zestoretic） 莫莘普利+氫氯噻嗪（Uniretic） 群多普利+維拉帕米（Tarka）
血管緊張素 II 受體阻滯劑	坎地沙坦（Atacand） 甲磺酸依普沙坦（Teveten） 厄貝沙坦（Avapro） 氯沙坦鉀（Cozaar） 替米沙坦（Micardis） 纈沙坦（Diovan）
複合血管緊張素 II 受體拮抗劑	坎地沙坦+氫氯噻嗪（Atacand HCT） 厄貝沙坦+氫氯噻嗪（Avalide） 氯沙坦+氫氯噻嗪（Hyzaar） 纈沙坦+氫氯噻嗪（Diovan HCT） 奧美沙坦+氫氯噻嗪（Bemicar HCT）
鈣通道阻滯劑	絡活喜（Norvasc） 鹽酸地爾硫（Cardizem，Cardizem SR，Dilacor XR，Tiazac） 非洛地平（Plendil） 伊拉地平（DynaCirc，Dynacirc CR） 尼卡地平（Cardene SR）

分類	藥品
	尼非地平（拜新，Adalat CC，Procardia XL） 尼索地平（Sular） 鹽酸維拉帕米（Calan SR，Covera HS，Isoptin SR，Verelan）
α受體阻滯劑	甲磺酸多沙唑嗪（Cardura） 鹽酸呱唑嗪（Minipress） 鹽酸特拉唑嗪（Hytrin）
複合α和β受體阻滯劑	卡維地洛（Coreg） 鹽酸拉貝洛爾（Normodyne，Trandate）
中樞激動劑	鹽酸阿爾法甲基多巴（Aldomet） 鹽酸可樂定（Catapres） 醋酸胍那苯辛（Guanabenz，Wytensin） 鹽酸胍法辛（Tenex）
外周腎上腺素抑制劑	胍那（Guanadrel，Hylorel） 單硫酸胍乙啶（Ismelin） 利舍平（利血平，Serpasil）
血管擴張劑	鹽酸肼苯噠嗪（Apresoline） 米諾地爾（Loniten）
其他組合製劑	可樂定+氯噻酮（Combipres） 肼屈嗪+氫氯噻嗪（Apresazide） 呱唑嗪+氫氯噻嗪（Minizide）

藥物的副作用

一些藥物可能會影響人體的某些功能，造成不良的副作用。多年來，已證明有效的降壓藥物的好處遠遠大於副作用的風險。大多數人服用這些降壓藥沒有任何問題。這裡介紹一些可能發生的副作用：

1.利尿劑：

●利尿劑可能使您體內的鉀排出過多。鉀丟失的症狀有乏力、腿抽筋或易疲勞。吃含有鉀的食物，可幫助補充丟失的鉀，也可服用含有鉀的液體或片劑，以補充丟失的鉀。某些利尿劑，如阿米洛利（Midamor）、螺內酯（Aldactone）或氨苯蝶啶（Dyrenium）被稱為保鉀利尿劑，它們不會導致體內鉀的損失，可單獨使用，但通常與其他利尿劑製成複合製劑，如鹽酸阿米洛利+氫氯噻嗪（Moduretic）、螺內酯+氫氯噻嗪（Aldactazide）、氨苯蝶啶+氫氯噻嗪（Dyazide，Maxzide）。

●一些人長期使用利尿劑治療後，可能引起痛風發作，但不常見，並可以通過其他方法治療。

●有糖尿病的患者，利尿藥可能會使血糖水準升高，多數人血糖升高的程度並不明顯。大多數患者改變藥物、飲食，應用胰島素或口服降糖藥可糾正血糖升高。

●極少數的男性可能發生陽痿。

2.β-受體阻滯劑：如醋丁洛爾、阿替洛爾、美托洛爾、納多洛爾、吲哚洛爾、普萘洛爾、噻嗎洛爾，它們可能會導致失眠、手腳冰涼、疲倦或抑鬱症、心臟跳動緩慢或哮喘症狀。極少數的人可能發生陽痿。如果您有糖尿病並且正在使用胰島素，應密切監測治療的反

應。

3.**血管緊張素轉換酶抑制劑**：如卡托普利、依那普利、賴諾普利，可能會出現皮疹、味覺喪失、慢性皮膚乾燥、乾咳，極少數人可能發生腎功能損害。

4.**鈣通道阻滯劑**：地爾硫、尼卡地平、硝苯地平和維拉帕米，可能導致心悸、踝關節腫脹、便秘、頭痛或頭暈。這些藥物的副作用在個體間的差異很大。

5.**α受體阻滯劑**：這些藥物可能會引起心率快、頭暈或站起來時血壓下降（稱為體位性低血壓）。如果發生過這種情況應注意，以防跌倒。

6.**中樞激動劑**：

● α-甲基多巴可能有體位性低血壓的副作用，當您處於直立位（站立或行走）時，可能會出現明顯的血壓下降。如果血壓降得太明顯，有可能使您感到虛弱或無力。此藥也可能引起嗜睡或呆滯、口乾、發熱或貧血，男性可能會發生陽痿。如果這些副作用持續存在，醫生可能會改變藥物劑量或使用另一種藥物。

● 可樂定或胍法辛可能會產生嚴重的口乾、便秘或嗜睡。如果您正在服用這些藥物中的任一種，不能突然停止服用，否則您的血壓可能會迅速上升到危險的水準。

7.**外周性腎上腺素抑制劑**：

● 利血平可能會導致鼻塞、腹瀉或胃灼熱（燒心）。這些副作用並不嚴重，除改變劑量之外，沒有任何治療的必要。但如果出現噩夢、失眠或變得沮喪，應該及時告訴醫生，立即停止使用該藥物。

這些藥物還可能引起體位性低血壓。所以，當您在早晨起床或突然站起來時可能會感到頭暈、頭昏眼花和虛弱。如果發現有這些反應，並持續一兩分鐘或更長時間，您應該立刻坐下或躺下，並與醫生聯繫，考慮是否調節用量或更換藥物。

●胍乙啶也有引起體位性低血壓的副作用，應注意防止。男性可能會發生陽痿。如果發生這些情況，應與您的醫生聯繫。這類藥物很少使用，僅在其他藥物無效時才考慮使用。

8.血管擴張劑：

●肼屈嗪可能引起頭痛、眼睛周圍腫脹、心悸或關節疼痛。這些症狀通常不嚴重，大多數人在治療幾周後會消失。這種藥物通常不單獨使用。

●米諾地爾是一種烈性的藥物，通常只用在嚴重的高血壓患者，可能會導致體液滯留（體重增加）或過多毛髮的生長。

如果您知道這些藥物的作用和副作用，並知道發生副作用時應怎樣處理，將會使您更容易繼續治療。堅持服用降壓藥，才能有效控制高血壓，防止高血壓導致的併發症，如中風、心肌梗死、心力衰竭和腎臟疾病的風險。

請切記：配合並堅持實施醫生的治療方案是治療成功的關鍵。高血壓的治療是您一生的任務，大多數治療成功的高血壓患者可與健康人一樣健康地生活和長壽。

高血壓是一種終身性疾病，它可以被控制，但不能治癒。不要聽信傳說而停止有效的藥物治療。沒有任何特效藥物可以根治高血壓，必須堅持服藥，再加上健康的飲食，適度的運動和愉快、規律的生活

方式，才是治療高血壓的重要舉措。

　　曾有一位患者，58歲（1988年）時，因為易疲勞就診。體檢：血壓180/100毫米汞柱。脈搏及心律正常。在心尖區有輕度的收縮期雜音。肺無異常發現。心電圖顯示左心室肥厚有ST-T改變。超聲心動圖顯示左心室肥厚，收縮功能正常。臨床診斷為高血壓，左心室肥厚。立即服用卡托普利（開博通，Capoten）加氫氯噻嗪（雙氫克尿塞），並改用低鹽、低脂飲食，堅持適當的運動。患者定期到醫院復診，一直堅持服藥。至2012年，患者來復診時已年過80，感覺良好，血壓為120/80毫米汞柱。復查心電圖為正常，超聲心動圖顯示左心室已恢復正常，僅有輕度舒張期功能改變。

　　上述患者確有其人，是作者同事的父親。他的經歷說明，高血壓是可以通過堅持服藥得到良好控制的。但如果不治療，高血壓將引起嚴重的併發症，如腎功能損害、心臟擴大、心力衰竭等。

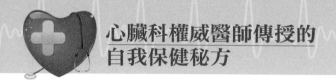

第七章
糖尿病與心血管病

病 例

　　患者為一位45歲的男性，因多飲、多尿和不能解釋的體重下降一個月入院檢查。體檢：除血壓132/92毫米汞柱外其他無異常。心電圖呈前壁缺血性改變，空腹血糖為8.2mmol/L。診斷為2型糖尿病、高血壓和冠心病。

　　根據美國糖尿病協會2007年的報告，美國有超過2300萬人患有糖尿病，其中大約有1/3的人不知道自己患有糖尿病，另外有63萬人為糖尿病前期。我國的糖尿病患者也很常見。

　　有糖尿病的人發生心血管疾病，如冠狀動脈疾病（包括心肌梗死）、中風和外周血管疾病的風險增高。至少有65％的糖尿病患者死於心血管疾病。如果已患有糖尿病，應瞭解和控制其他心血管疾病的風險，這有助於減少由於糖尿病或由糖尿病引發的心臟病發作或中風而死亡的風險。

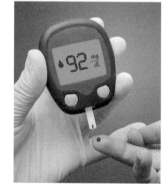

1 什麼是糖尿病？

我們吃的大部分食物經消化後變成葡萄糖進入血液，稱為血糖。身體以葡萄糖作為能量來源，幫助葡萄糖進入人體細胞的器官是胰腺，它在胃的附近，分泌一種稱為胰島素的激素。胰島素就像一把打開細胞壁的鑰匙，使葡萄糖可以進入細胞。

如果胰腺不能製造足夠的胰島素，或身體不能應用自己製造的胰島素，或兩者兼有，將導致血液中的葡萄糖過多，部分過多的葡萄糖由尿中排出，即是糖尿病。

2 診斷糖尿病的最新標準

正常人空腹血糖（FPG）應＜6.1mmol/L（毫摩爾/升），並且餐後2小時的血糖（2hPG）＜7.8mmol/L（1mmol/L＝18 mg/L）。

醫生進行糖尿病診斷時，往往要結合臨床症狀加以考慮，如果有症狀，只要有一次空腹或餐後2小時的血糖達到上述糖尿病診斷標準，就可以診斷為糖尿病。如果完全沒有糖尿病症狀，就需要空腹和餐後2小時的血糖同時達到上述標準，才可以診斷為糖尿病。

1.有典型糖尿病症狀（如多尿、多飲和不能解釋的體重下降）者，只要空腹血糖≧7.0mmol/L，或餐後2小時的血糖≧11.1mmol/L，即可診斷為糖尿病。

2.空腹血糖≧7mmol/L，可診斷為糖尿病。空腹血糖≧6.1mmol/L，但＜7mmol/L時，為空腹血糖調節受損（IFG）。

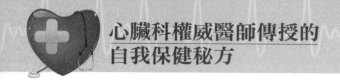

3.糖耐量異常：餐後2小時的血糖≧11.1mmol/L，可診斷為糖尿病；＞7.8mmol/L，但＜11.1mmol/L時判定為糖耐量減低（IGT）。

③ 糖尿病的類型

糖尿病最常見的類型是2型，常在中年發病。但在少年和青年人中，2型糖尿病的發病有增加的趨勢。2型糖尿病的主要發病機制是人體不能有效地應用胰島素，就是所謂的胰島素抵抗。此外，胰腺生成胰島素的量也可能不夠身體所需。

1型糖尿病通常發生在兒童和年輕人中。1型糖尿病的主要病因是生成胰島素的量很少或根本沒有。1型糖尿病患者需要每天注射胰島素。

糖尿病前期是指患者的血糖水準高於正常，但尚未形成糖尿病，通常是胰島素抵抗導致。糖尿病前期的患者發生2型糖尿病、心臟疾病和中風的風險較高。

④ 糖尿病增加心血管疾病的風險

糖尿病如得不到適當的控制是非常危險的。長期的高血糖可導致許多嚴重的健康問題，其中包括心臟病和中風、失明、腎臟疾病、神經疾病、周圍血管疾病，甚至可能需要截肢。在美國，與糖尿病有關的死亡人數每年約為23萬。即使血糖水準得到控制的糖尿病患者，發生心臟病的風險也比無糖尿病患者高，心臟病的程度也更嚴重，發生

心力衰竭等併發症的風險也較高。這些風險的增加可導致心肌梗死或心臟驟停。糖尿病併發心臟病患者的死亡率比沒有糖尿病的成人高2～4倍。糖尿病患者發生中風和外周動脈疾病（手臂和腿部動脈疾病）的風險比正常人高2～4倍。

糖尿病患者可能同時有心血管病的其他危險因素，如高密度脂蛋白膽固醇（好的）含量低、低密度脂蛋白膽固醇（壞的）含量高、甘油三酯高、缺乏運動、身體肥胖和超重。

糖尿病前期或糖尿病患者，如有上述的其他心血管病危險因素，發生心臟病和中風的風險甚至更高。糖尿病前期（胰島素抵抗）也與動脈粥樣硬化和血管疾病密切相關。糖尿病併發高血壓的患者罹患心血管疾病的風險比沒有糖尿病的高血壓患者高兩倍。

因此，已有糖尿病的患者必須控制這些危險因素，並且應該知道心肌梗死和中風的症狀，以便及時得到合理的治療。

5 糖尿病患者的其他疾病風險

糖尿病患者除了需要控制前面列出的危險因素外，還應瞭解和注意以下可能發生的問題：

1.房顫：心臟的上部是心房，正常的心房可有效收縮。房顫時，心房不能有節律地收縮，使血液淤積於心房內，易形成血塊。血塊可能會脫落入血流進入動脈，如進入大腦則導致部分腦阻塞，也就是栓塞性中風。如果房顫患者以前有過心肌梗死，則有再次發作的風險，並且發生缺血性中風的風險也較高。

2.**其他心臟疾病**：有冠狀動脈性心臟病或心力衰竭的人，中風的風險較高。擴張型心肌病（心臟擴大）、心臟瓣膜病、某些類型的先天性心臟缺陷，也增加了中風的風險。

3.**頸動脈或其他動脈疾病**：頸動脈是供給腦部營養的動脈，如有脂肪沉積（斑塊）在頸動脈壁上，可能增加中風的風險，但有治療方案可以消除斑塊。外周動脈是攜帶血液到腿部或手臂肌肉的血管，如果有斑塊使動脈變窄，即為外周動脈疾病。糖尿病患者易患外周動脈疾病，缺血性中風的風險較高。

4.**短暫性腦缺血發作**：是持續時間很短的腦缺血，常是數分鐘內即過，可能是「中風的警告信號」，不可忽視，應立即就醫，必要時撥打急救電話尋求醫療幫助。

5.**某些血液系統疾病**：紅血球數增高，使血液易形成凝塊，因而增加中風的危險。鐮刀狀細胞性貧血是一種遺傳性疾病，主要影響非洲裔美國人。「鐮刀」狀紅血球攜帶氧氣到身體的組織和器官的能力較差，它們也易粘貼到血管壁上，可能阻塞腦動脈而導致中風。

⑥ 控制糖尿病

處於糖尿病前期的人應立即採取防治措施，避免發生2型糖尿病，這也有助於減少罹患心血管疾病的風險。與醫生合作，吃健康食品，控制體重，增加運動。肥胖和超重是糖尿病高血糖難以控制的原因之一，應努力使體重減到正常範圍內。

如果您已被診斷為2型糖尿病，可能需要用處方藥治療。控制血

糖非常重要，可以幫助您減少心血管病或中風的風險。同時，還應注意保持血壓在正常範圍內。

1.健康的飲食

健康的飲食極為重要，它不但是減少心血管疾病風險最佳途徑之一，還有助於控制糖尿病和減少某些癌症的發生風險。糖尿病患者應多食粗糧、雜糧，如玉米麵、燕麥、麥片等，以豆類及其製品作為蛋白質的主要來源，不吃或少吃白糖、紅糖、葡萄糖及糖製甜食（詳見第二章）。

2.糖尿病的藥物治療

● **磺脲類**：是最早應用的口服降糖藥之一，現已發展到第三代，仍是臨床上2型糖尿病的一線用藥。其主要作用是刺激胰島素分泌。餐前半小時服藥效果最佳。

● **雙胍類**：口服降糖藥中的元老。降糖作用肯定，不誘發低血糖，具有降糖作用以外的心血管保護作用，如調脂、抗血小板凝集等，但對於有嚴重心、肝、肺、腎功能不良的患者，不推薦使用。餐後服用可減輕雙胍類藥物的胃腸副作用。

● **糖苷酶抑制劑**：通過抑制小腸黏膜上皮細胞表面的糖苷酶，延緩碳水化合物的吸收，就像人為造成「少吃多餐」，從而降低餐後血糖，故適宜於以餐後血糖升高為主的患者。餐前服或與第一口飯同服，且膳食中必須含有一定的碳水化合物，如大米、麵粉等。

● **噻唑烷二酮**：是迄今為止最新的口服降糖藥，為胰島素增敏

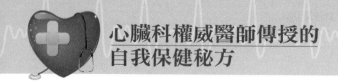
劑。通過增加外周組織對胰島素的敏感性、改善胰島素抵抗而降低血糖，並能改善與胰島素抵抗有關的多種心血管危險因素。該類藥物應用過程中必須密切注意肝功能。

●**甲基甲胺苯甲酸衍生物**：近年開發的非磺脲類胰島素促分泌劑，起效快、作用時間短，對餐後血糖效果好，故又稱為餐時血糖調節劑。進餐前服用。

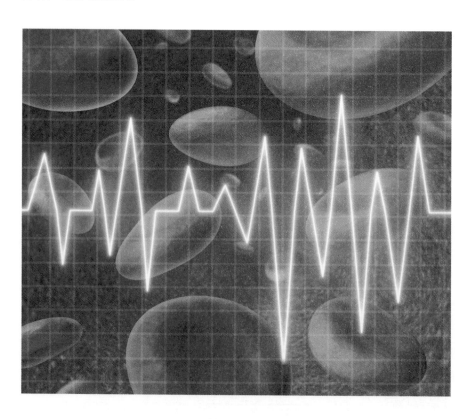

第八章
冠心病的防治

  病例

　　一位56歲的男性，因運動時發生胸痛3天被送來醫院。體格檢查：血壓152/96毫米汞柱，心臟沒有特殊發現。心電圖：休息時正常，運動試驗顯示前壁ST段下降。冠狀動脈造影顯示：左冠狀動脈前降支中段有75％狹窄。診斷為冠狀動脈性心臟病、心絞痛和高血壓病。

1 冠心病是怎麼發生的？

　　供給心臟營養的血管叫冠狀動脈。膽固醇沉積在冠狀動脈內膜的表面可形成斑塊，稱為冠狀動脈粥樣硬化，可導致冠狀動脈狹窄，使供給心臟的血流量減少。當我們運動或情緒緊張時，心率加快、血壓升高，使心臟肌肉需要更多的氧氣，狹窄的冠狀動脈則造成血流量不能增加，無法適應心臟肌肉的需要，心肌缺氧就會發生胸部疼痛，這就是冠心病。

　　注意：冠狀動脈粥樣斑塊的形成往往在生命的早期就開始了，形

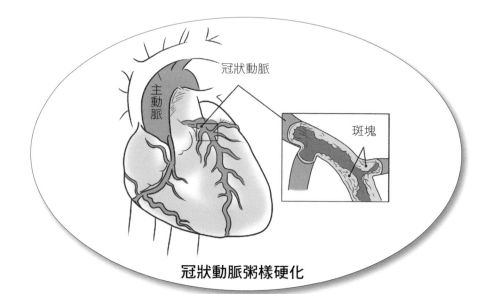

冠狀動脈粥樣硬化

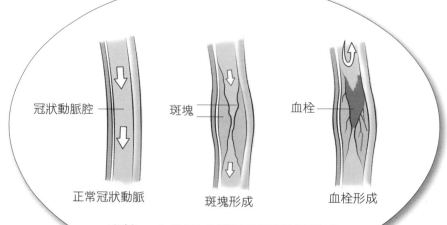

斑塊、血栓形成導致冠狀動脈阻塞

成的因素有多種，高膽固醇血症是其中之一。所以，防治應從幼年開始。

現在的醫療條件有了很大的改善，已有冠心病的患者完全可以得到及時的診斷和治療，防止心絞痛、心肌梗死的發生。

本書將告訴讀者許多有關心絞痛及其他心血管病的常識，這有利於您及時發現疾病，並與醫生配合，得到更好的治療。

2 心絞痛與心肌梗死有何不同？

每個冠心病患者的表現有很大的不同，有人可能完全無症狀，有人則可能發生心絞痛或心肌梗死。

1.心絞痛

心絞痛分為穩定型和不穩定型兩種。穩定型心絞痛又稱慢性穩定型心絞痛，是在運動時發生胸部疼痛或壓迫感，休息後通常可以消失。不穩定型心絞痛通常發生在休息時。

心絞痛的特徵常常是在胸部的正中或胸骨後的疼痛，也可能是沉重、發緊、悶疼、飽脹、不舒服的壓力或擠壓感。持續的時間可能僅為數分鐘，不會太久。疼痛或不適可能會放射到一側或雙側手臂、背部、頸部、下頜、胃部，甚至到牙齒。也可能導致肩膀、手臂或手腕麻木。

兩種類型的心絞痛都是由於心臟肌肉的需氧量增加，而得不到足夠的血流供應導致的。當需要增加血流量的因素消失時，如休息，心

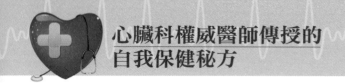
絞痛症狀就會立刻消失。

2.心肌梗死

心肌梗死是由於冠狀動脈阻塞引起的。心臟由數根冠狀動脈供給營養，如果一根冠狀動脈完全阻塞，由它供應的那部分心臟肌肉的血流中斷，就會造成持久的心肌損害，甚至壞死，即稱為心肌梗死。

狹窄的冠狀動脈使血流量減少，可引起心絞痛。在狹窄的冠狀動脈有血栓形成導致冠狀動脈阻塞，則導致心肌梗死。

③ 冠心病的診斷

對於有典型心絞痛的患者，醫生可能根據症狀就可作出診斷，但大多數患者可能需要進一步檢測才能明確診斷。由於心絞痛通常在心臟需要額外血液時發作，在不發作時可能沒有任何臨床表現，體檢和心電圖檢測的結果正常，很難診斷。為了找出診斷的依據，需要誘發心臟缺血，這就是為什麼醫生會建議您作運動負荷試驗。在心臟的血液和氧氣的需求增加時，如果出現心臟缺血，心電圖及超聲心動圖就會顯示出不正常的表現，也就是運動負荷試驗陽性，這可幫醫生作出診斷。

根據運動負荷試驗的結果，醫生可能會決定您是否需要做冠狀動脈造影。這是一種在血管內注入造影劑，通過X光影像顯示冠狀動脈形態的方法，可看到冠狀動脈是否有狹窄，以及狹窄的部位和程度。

4 冠心病的治療

冠心病治療的方法有很多種，醫生會與您討論如何更好地治療，您需要和醫生密切合作。

1.藥物

硝酸甘油是一種常用的可減輕或防止心絞痛的藥，價廉且見效迅速。它有多種形式：小藥片，放在舌頭下溶解；噴霧劑，發作時噴入嘴中；還有一種貼片，可貼在皮膚上，預防心絞痛。在心絞痛發作時可服用一片硝酸甘油。如果在活動中發生心絞痛，停止活動後一兩分鐘內，症狀仍不消失，應立即服用；也可以在活動之前含服一片硝酸甘油，防止發生胸痛。

硝酸甘油應放在密封的原瓶內保存，避熱、避光、防潮濕，以免藥物的療效降低。

重要提示：

● 如果您服用一片硝酸甘油5分鐘後心絞痛仍不消失，或更加重了，可能是發生了心肌梗死。您應平臥原地不動，家庭成員或其他人應撥打急救電話，由急救醫療服務人員送您到就近的醫院，以得到急診，合理的治療。

● 定期到醫院復診，調整用藥的劑量或劑型，如戊四硝酯（長效硝酸甘油）口服或皮膚貼劑。

● 硝酸甘油可能會引起頭痛或有頭脹的感覺，通常使用多次後會消失。如果頭痛的問題沒有減輕，需要請醫生幫助調整用藥的劑量或

劑型。

2.經皮冠狀動脈介入治療（PCI）

　　有些患者藥物不能控制心絞痛，醫生可能會建議使用一種稱為經皮冠狀動脈介入治療（球囊擴張術）的方法。即經手臂或股部的動脈，在引導導絲引導下，將帶氣囊的導管插入冠狀動脈，到達血管變窄的部位，然後將氣囊充氣，壓平動脈壁上的斑塊，使冠狀動脈變窄的部位打開。然後抽出氣囊內的氣體，撤回氣囊導管。這一過程被稱為血管成形術，它可使有斑塊的冠狀動脈恢復正常血流量。

3.支架置入術

　　經皮冠狀動脈介入治療打開的動脈，隨著時間的推移可能再次變窄。一種稱為支架的設備，可幫助減少再次發生狹窄的機會。

　　支架是放置於導管上球囊外表絲網管狀的設置。在上述經皮冠狀動脈介入治療的過程中，球囊導管將折疊成非常小的支架帶入有病變、狹窄的冠狀動脈處。當氣囊充氣時，使支架擴展，並固定在原狹窄但已擴張的冠狀動脈處。然後抽出氣囊的氣體，撤回氣囊導管後，支架在冠狀動脈內形成一個剛性支持，以保持動脈開放，改善血流量，從而減輕或消除胸痛。

　　現在，支架置入術很常用。患者是否需要支架，取決於動脈阻塞的情況，包括動脈的大小和阻塞的部位。

4.手術

有些心絞痛的患者，即使用藥物或其他方法治療，仍有頻繁或嚴重的心絞痛。這種情況可能需要手術治療，即冠狀動脈旁路移植術（又稱為冠狀動脈搭橋術）。手術中，外科醫生從患者的胸部或腿部取一段動脈或靜脈，將它的一端嫁接到主動脈，另一端嫁接到冠狀動脈阻塞段的遠端，繞過堵塞處的動脈。如果有一支以上的冠狀動脈阻塞，每一支都可能需要做一支旁路。

5.運動

適度的運動可幫助您控制體重和情緒上的壓力，並有助於減少心絞痛的發作。因為每天運動可能有助於心臟發展側支循環，豐富的側支循環就相當於旁路移植手術，可減少心絞痛，或逐漸使心絞痛消失。

要注意的是選擇適合的運動類型和活動量。運動量因個體差異及病情輕重而異，通常以不引起症狀為度。切記不可運動過量，如果您在運動時發生胸疼，應告訴醫生，可能需要修改您的運動方案。

應避免在炎熱或寒冷的天氣中進行戶外運動。在戶外進行運動時，應注意著裝。如果您在性交時有心絞痛發生，您應告知醫生，有時服用硝酸甘油可防止在性生活中發生心絞痛。

6.戒煙

吸煙對每個人都有害。如果您有心絞痛或任何類型的心臟病，應停止吸煙。吸煙會引起血管收縮，增加心臟負擔，也會使心跳加速，

降低血液氧含量，使血液容易形成血栓。這些都會使心絞痛加重，增加心臟病發作和出現其他問題的風險。

　　如果您吸煙，應馬上戒煙。如果您需要幫助戒煙，可與您的醫生討論戒煙方案，或用藥物幫助戒煙。

7.控制血壓

　　高血壓會增加心臟的工作量，會誘發心絞痛，並會導致心室肥厚，增加發生心肌梗死的風險。如果您有高血壓，應按照醫生的意見改變生活方式，並且用藥物嚴格控制血壓。

8.養成健康的飲食習慣

　　消化食物時，需要心臟為胃腸道提供更多的血流量，吃得過飽，會使心臟工作量加大，可能會誘發心絞痛，因此應儘量避免吃得太飽。如果常在進餐後發生心絞痛，可能需要在飯前服用硝酸甘油。有冠心病的人不能在飯後馬上洗澡，尤其是洗熱水澡，以免發生意外。體重超重或肥胖也是心絞痛的誘因，應儘量減輕體重。

　　關於健康的飲食及生活方式請參閱本書前四章。

9.限制飲酒

　　適量飲酒可幫助一些人放鬆，未必不好，但過多飲酒絕對有害。酒精過量會影響心臟、肝臟的健康，甚至會導致酒精性心肌病和酒精性肝硬化。另外，因為酒精熱量高，可能不利於減肥，甚至導致肥胖。

10.堅持記錄心絞痛日記

堅持記錄您心絞痛發生的有
關情況，有利於預防心絞痛的發
作和治療。寫心絞痛日記時，應
注意以下重點：

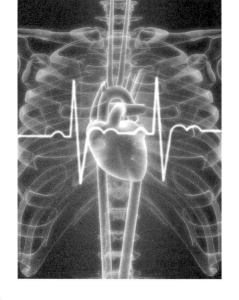

●心絞痛發作的次數和日期。

●引起心絞痛發作的原因。
常見的觸發原因有運動、情緒變
化、飽餐、在寒冷的天氣中行走
等。如果沒有觸發原因，應記下
「沒有觸發原因」幾個字。

●使用1～4分的計分方式，記
下疼痛或不適的程度：1＝輕度，2＝有點嚴重，3＝嚴重，4＝非常嚴
重。

●心絞痛持續多久？休息或服硝酸甘油是否可減輕或消失？
在每次看病時，帶著您的日記，有利於醫生調節用藥。

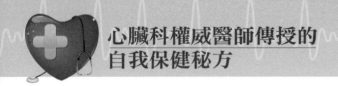
第九章
心房纖維顫動的防治

病例

　　一位65歲的女性，因疲勞和不正常的心跳3個月來醫院要求檢查。體格檢查顯示：血壓156/68毫米汞柱，心律絕對不齊，128次/分鐘。心臟無明顯的雜音。心電圖顯示心房纖維顫動。冠狀動脈造影顯示左冠狀動脈前降支中段有65%狹窄。診斷為冠狀動脈性心臟病、心房纖維顫動和高血壓。

　　心房纖維顫動（簡稱房顫）是最常見的心臟節律異常，估計有220萬美國人患有房顫。在中國，約有0.65%的人患有房顫。房顫本身通常不會危及生命，但它可能導致其他嚴重的問題，其中包括慢性疲勞、充血性心力衰竭和中風。

　　房顫是可以治療的，醫生可以幫助控制房顫。如果您已經確診為房顫，正確的治療可以減少有關健康問題的風險。

① 心臟是如何工作的？

　　心臟是一個令人驚奇的協調系統。心肌的工作是將血液泵出到整

個身體，心電是讓心臟跳動的信號系統。

1.心臟是一個「泵」

心臟有四個腔室，兩個在頂部的是心房，右心房接收從身體回來的血液（靜脈血）。心室是主要泵出血液的腔室，它們在心房的下面。右心室將血液（靜脈血）泵到肺部，在肺部將二氧化碳排出，吸收氧氣成為新鮮的血液（動脈血），回到左心房，再進入左心室。左心室是最有力的心腔，將血液泵入主動脈，經動脈系統流到全身。

2.心臟的電細胞發出電脈衝信號

竇房結是在右心房壁的一組心臟細胞，它的作用是使心臟起搏。從竇房結發出的電脈衝信號傳導到心肌，引起心肌收縮，起始每次心

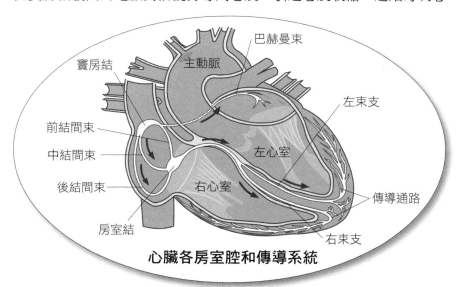

心臟各房室腔和傳導系統

臟的跳動。這些電脈衝信號遵循傳導通路，有序地傳導到整個心臟的心肌，使心臟有序而穩定地跳動。這就是正常節律的心跳。

在正常情況下，每個電脈衝信號首先遍及心房，引起左、右心房的收縮，使血流進入心室。然後電脈衝擴散到心室，引起左、右心室的收縮，使血液經動脈泵入身體的所有細胞。

② 心房顫動是怎麼回事？

1.房顫的發生機制

心房顫動是由於心臟的電脈衝失去正常的節律。在房顫期間，電脈衝不是從竇房結傳出的，而是來自心房的其他部位，這時心房內的電脈衝非常迅速，每分鐘超過300次，且不均勻。這些不規則的脈衝導致心房的收縮快速而不均勻，使心房不能有效地泵出血液。多數快速房顫的電脈衝可達到心室，使得心室的跳動也迅速而不規律。然而這種心室率比心房率要慢得多，通常在每分鐘120～160次。

2.房顫的病因

有某些明確的病因可導致房顫，如冠狀動脈性心臟病或有過心肌梗死，但也有些患者的房顫可能找不出明確的病因。與房顫相關的其他情況包括：高血壓、最近做過心臟手術、心臟瓣膜病（影響一個或多個瓣膜）、心肌炎或心臟包膜的炎症（心包炎）、先天性心臟缺陷（出生時就有的心臟病）、甲狀腺功能亢進、急性或慢性肺部疾病。

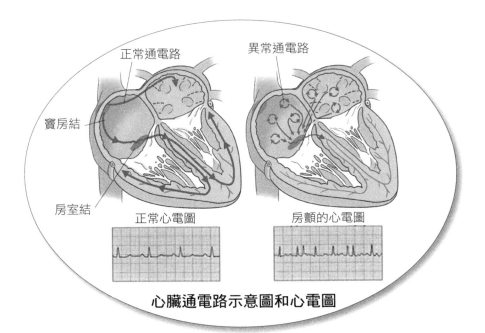

心臟通電路示意圖和心電圖

老年人發生房顫的可能性比年輕人更高。事實上，房顫的發生風險隨著年齡的增加而增加。房顫是65歲以上人最常見的心律失常問題。糖尿病、過度飲酒和使用興奮劑等因素，會增加發生房顫的風險。

3.房顫的症狀

有些房顫的患者可能無症狀，而另一些人可能立即感覺到心臟跳動的變化。多數患者感到快速、不規則的心臟跳動，很不舒服。患者經常將房顫描述成在胸前有一種「亂蹦」或「顫抖、搖擺」的感覺，也可能會發生頭暈、氣短、疲乏、無力、出汗、胸痛或壓迫感，尤其

是當心室率加快時。

4.房顫與中風

在心房纖維顫動時，心房不能有效地收縮將血液泵入心室，一些血液可能淤積在心房，進而形成血塊。如果血塊脫落進入血流，可能流入大腦中的動脈導致血管阻塞，造成缺血性中風。有房顫的患者，中風的危險比一般人高出5倍左右，65歲以上患者中風的機會甚至更高。

③ 房顫的治療

對房顫進行正確的治療是減少中風發生風險的最好方法。房顫的治療取決於症狀和根本的病因。對於房顫的治療，包括三個目標：

1.控制心室率

心室是心臟主要泵出血液的腔室。心室對房顫的回應是迅速和不規則的跳動，導致患者有一種胸前「亂蹦」或「顫抖、搖擺」的感覺。為了控制心室率，醫生可能會用藥物減慢心室收縮的節律。這些藥物包括 β 受體阻滯劑、鈣通道阻滯劑或洋地黃。控制心室率有以下的作用：

- 使心律正常化。
- 減少心臟的工作量。
- 減輕不適感。

● 防止充血性心力衰竭。

2.恢復正常的竇房結性節律

用藥物和電擊復律可阻止異常的電信號，恢復正常的竇房結性節律。電擊復律是治療房顫的方法之一，它是用短效麻醉劑使患者進入短暫的睡眠，在胸壁表面給心臟一個小的電擊，停止心臟一瞬間的電活動。然後由竇房結產生的正常節律接管心臟的跳動。電擊復律可以將房顫轉復為竇性心律，但它不能治癒房顫，有時需要與藥物聯合應用。

3.用藥物防止血液形成凝塊

為了防止血液形成凝塊，需要用抗凝藥物，華法林和阿司匹林是最常用的兩種藥物，它們都能降低血液的凝聚力。

華法林是一種抗凝血藥（血液稀釋劑），是防止血液凝塊最有效的藥物，血液稀釋劑對絕大多數房顫患者可有防止中風的作用；阿司匹林具有抗血小板作用，它能降低血液中血小板的黏附力和凝聚力，可防止血小板粘聚在一起形成血栓。

醫生實際會根據每位患者可能發生中風的風險，決定需要的藥物種類和劑量。血液稀釋劑的劑量過大，可能會導致異常出血，過小則不能防止血凝塊的形成。

為了確保您能獲得正確、適量的藥物，醫生將測試您的凝血酶原時間（PT），這個測試結果被稱為國際標準化比值「INR」，其正常值範圍為0.8～1.2。檢查INR有助患者保持一個安全和有效的抗凝水

準，應該至少每個月進行一次INR測試。

用藥的注意事項：

●阿司匹林和華法林在預防由於房顫導致的中風時有利也有弊，但從整體健康的安全而言，好處大於潛在風險。

●服用這些藥物的患者在出現任何不尋常的出血或淤斑、淤點時，應儘快就診。

●如果您忘了當天服用華法林，不要採取額外追加！如果您錯過一次的劑量，請按照醫生的指示處理。

●從一種牌號的華法林換到另一種牌號時，可能會改變凝血酶原反應的時間，所以要格外小心，甚至小劑量的變化也可能出現問題。

●正在服用華法林的患者，一定要告訴您的相關醫生，包括牙醫和藥劑師。在開始使用一種新藥，或進行任何可能引起出血的操作或手術前，這一點尤其重要。

●服用任何新的藥物前，一定要與醫生討論。許多藥物會改變華法林對人體的作用，甚至維生素和某些食品也會改變華法林的作用。

4.其他治療方法

●**導管消融**：為了控制房顫時的心室率，通過血管插入一根導管（細的電線）進入心臟，它釋放射頻能量，破壞發出異常電脈衝的細胞。這就是所謂的導管射頻消融，它可以防止心室跳動太快。有些應用導管射頻消融的患者需要置入永久性心臟起搏器，以維持正常的心率。導管射頻消融法可控制心室率，並減輕症狀，但仍舊有房顫，仍有中風的風險，因此，需無限期地使用抗凝血藥。

●**手術**：另一個治療房顫的方法是手術，稱為心房迷宮手術。這是一種開胸、心臟直視下切開心房的手術。手術過程中，在左、右心房上做一些切口，然後將切口縫起來，讓後來形成的瘢痕組織阻截引起房顫的心電信號途徑，從而防止再次出現不穩定的電信號。

目前研究人員正在繼續研究防止和治癒房顫的方法。

4 患者需要注意的事項

1.**按時服藥**：嚴格按時服用所有的藥物。每天每一種藥都有穩定的劑量，才能更好地治療房顫。按照醫生的指導服用藥物是至關重要的。

2.**健康的生活方式**：選擇一種健康的生活方式。請您的醫生指導符合您的飲食；不吸煙，如果您抽煙，應該立即戒煙；選擇一種您能堅持，並且覺得是一種享受的運動項目。

3.**尋求需要的支援**：房顫的症狀別人是看不到的。可能很難使您的家人、朋友或同事瞭解房顫對您的健康和生活的影響。應向您的家人、朋友或雇主解釋您的病情、治療方案和任何生活方式的改變，以贏得他們的鼓勵和支持。這樣可減少您生活上的干擾。

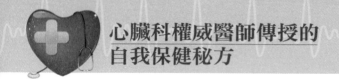
第十章
心力衰竭的治療

病例

　　一名25歲的男性，因呼吸困難和下肢水腫3天入院。入院時檢查：坐姿，血壓為100/70毫米汞柱，呼吸頻率為每分鐘30次，心率為每分鐘106次。心臟界限擴大，在心尖區可聞及3/6收縮期雜音。肺基底部可聞及細濕音。下肢輕度水腫。心電圖呈前壁非特異性ST-T改變。胸部X光顯示心臟界限普遍性擴大。超聲心動圖診斷為擴張型心肌病。臨床診斷為擴張型心肌病合併心力衰竭。

① 什麼是心力衰竭？

　　心力衰竭一詞，聽起來很嚇人，但從醫療的意義上說，它實際上並不是意味著患者的心臟已停止跳動或即將死去。心力衰竭意味著心臟不能泵出身體所需的血液量，身體得不到足夠的富含氧氣和營養物質的血液，因而發生心悸、氣短、無力、活動能力減低等症狀。

　　當心臟已受到損壞，功能降低，不能有效地收縮或舒張時，即可能發生心力衰竭。它是一種慢性（終身）的情況，通過治療可使症狀

減輕，防止進一步惡化，但不可能完全治癒。

　　心力衰竭常會在沒有感覺到任何症狀或體徵的情況下發生或惡化。患者及其家人瞭解心力衰竭及如何治療，有利於與醫生合作，更好地達到治療的目的，提高患者的生活品質。

2　心臟的功能

　　心臟的主要工作是泵出適量的血液到身體的各個部位，這就是所謂的循環。循環的血液將營養物質和氧氣帶到人體的組織和器官，並將組織和器官中的廢棄產品帶出來。

　　心臟泵出血液的量取決於身體各個部位需要多少氧氣和營養物質。當您休息時，身體需要的氧氣和能量較少，心臟泵出血液的量就較少；但在劇烈活動期間，組織和器官需要更多的氧氣和營養物質，則需要心臟泵出更多的血液。為了滿足身體需要量的增加，心臟可以通過加快心跳，擴張血管（管腔變大），使血流量增加，讓身體得到所需要的氧氣和營養物質。

　　運動不是使心臟加重工作的唯一原因，發燒和一些疾病也會使心臟泵血工作加重。此時身體需要獲得額外的氧氣和營養物質。在正常情況下，健康的心臟泵功能足以保持正常的血液循環。

3　心力衰竭是怎樣發生的？

　　導致心力衰竭的直接原因有：

●心臟泵血能力降低。

●心臟舒張功能障礙限制血液回到心臟。

●回到心臟的血液太多，使心臟負荷太重。

幾乎任何形式的心臟疾病，都可能導致心力衰竭，其中最常見的是冠心病。而導致心力衰竭的常見病因有：

●高血壓。

●冠心病導致的心肌梗死。

●心臟瓣膜病。

●心肌病：心臟肌肉疾病。

●先天性心臟病：出生時的心臟缺陷。

●心內膜炎：感染發生在心臟瓣膜。

●心肌炎：感染發生在心臟肌肉本身。

●體重超重。

●糖尿病。

●某些異常的心臟節律。

●甲狀腺問題。

●酗酒或濫用藥物。

●使用某些類型的化療藥物。

醫生將根據體格檢查、心臟和肺功能測試的結果，決定患者的症狀是否是由心力衰竭引起的。

④ 心力衰竭的表現

心力衰竭會影響到整個身體，患者可能有下列的一種或多種症狀。

1.水腫

如果發生心力衰竭，心臟沒有足夠泵出血液的力量，意味著每次心臟跳動不能泵出足夠的血液。繼而因為心臟無力排空應該完全排空的心腔，從身體返回的血液不能完全回流到心臟，而返回到靜脈。靜脈內儲存的血量過多，壓力就升高，迫使部分液體從血管滲到靜脈外，進入其他組織，因而引起組織腫脹——水腫。水腫可發生在腳、腳踝、小腿和手指，也可發生在其他組織和器官。因此，體重增加是常見的。

注意：並不是所有的水腫都是由心力衰竭引起的。

心臟的左側接收從肺部來的含氧血液，通過左心室將血液泵出到身體的所有部位。當左心室功能減退不能泵出心腔內的全部血液時，肺部的部分血液不能回到左心房，並滯留在肺部的血管內，有時會迫使一些液體進入肺的呼吸空間，這就是所謂的肺水腫，通常會導致患者呼吸急促和耐力減低。

腎臟依靠正常的血液循環排出身體額外的鈉、鹽和水分。當發生心力衰竭時，腎臟的血流量減少，不能有效地將鈉和水分從尿液中排除，而滯留在身體內，使得水腫加重。

注意：當您感覺鞋子、褲子或戒指太緊時，往往是身體內有太多

液體的跡象，注意下肢是否有新出現的水腫，或原有的水腫加重，如果答案是肯定的，就要及時與醫生聯繫。

2.氣短

呼吸急促是心力衰竭常見的症狀，是由於心臟功能減低，不能維持有效的血液循環，導致血液淤積在肺部，影響氣體交換所致。開始時，患者會在運動時出現氣短，嚴重者在休息時也可發生氣短，並可能會在夜間突然發生氣短，迫使患者從床上坐起，這叫做陣發性夜間呼吸困難。有些患者睡眠時，可能需要墊幾個枕頭，抬高上半身，才能比較輕鬆地呼吸。嚴重心力衰竭的患者，只能坐著才可以較輕鬆地呼吸，這叫做端坐呼吸。這些都是心力衰竭嚴重的表現。

注意：如果您在輕度至中度的運動後，或休息時有氣短情況，一定要及時就診，因為這些跡象表明心力衰竭有加重的可能。其他跡象包括突發的呼吸急促，當您躺下時需要使用額外的枕頭，喘息或「哮喘」發作等，都是心力衰竭嚴重的表現。

3.疲勞

心力衰竭的另一個症狀是疲勞（累）。患者因為身體的組織和器官得不到足夠的氧氣和營養物質，而易感到疲勞。患者可能在進食後感到困倦，走路時感到腿軟，活動時呼吸急促。

4.其他表現

●咳粉紅色或血色黏液痰。

●意識模糊，思維困難，頭暈或頭昏眼花。

●飲食習慣或食欲發生變化。

注意，如果您有以下情況，一定要撥打急救電話！

●感到頭昏眼花，或覺得可能會昏過去（稱為暈厥）。

●有飄飄然或賽車樣的心臟跳動（稱為心悸）。

●突然感到胸痛或胸部沉重感。

這些症狀都可能意味著心力衰竭加重。

⑤ 怎樣控制心力衰竭的症狀？

心力衰竭的症狀是可以通過治療得到減輕或控制的，甚至某些生活方式改變，也有助於減輕症狀。

1.限制鹽的攝入量

過多的鹽使液體在身體內積聚。血管內液體過多，會使心臟的負擔加重，功能已減低的心臟不能將液體排出，積聚在體內，引起呼吸急促和水腫。因此，心力衰竭的患者應限制鹽的攝入量。具體限制的量取決於健康狀況。有心力衰竭的患者，鹽的攝入量應該限制在每天2000毫克以內。一茶匙的鹽中含有2300毫克的鈉，所以必須努力限制食用含有大量鹽的食物。下列方法可幫助您開始限制食鹽：

在家用餐

●拿走餐桌上的鹽罐，這可以減少鹽的攝入量高達30％。

●烹飪中少用或不用鹽，或用低鹽調味品，可降低30％的攝入

量。

- ●在可能的情況下，使用新鮮蔬菜和水果替代罐頭和加工食品。
- ●食用蔬菜罐頭和魚類罐頭前，用水沖洗。
- ●閱讀食物標籤，以瞭解您買的食品中鹽的含量和鈉的含量。
- ●尋找您最喜愛的低鈉食物。
- ●選擇不含有碳酸氫鈉或碳酸鈉的治療胃灼熱、頭痛的藥。
- ●使用食鹽代用品之前，應瞭解這些代用品有無額外的鉀，高鉀也是危險的。

在外用餐

- ●要求服務人員把調料、調味汁、醬料等放在一邊，而不是與食物混合在一起。這樣，您可以控制使用的量。
- ●選擇食物時，如有可能，應選用新鮮的。
- ●要求服務人員確保為您準備的食物是無鹽或無味精的。
- ●注意，從自動售貨機出售的食品中很多都是高鈉鹽的。
- ●儘量不食用醃漬的食品、炸薯條、含鹽量高的辣調味汁、湯料和用大量醬油的食品。
- ●外出時，儘量食用自己選擇的健康食品。
- ●當您外出辦事時，帶上自己選擇好的水果、優酪乳或其他健康食品。

2.改善睡眠

心力衰竭的患者往往在睡醒後仍感覺疲倦，因為平躺時回心血流量增加，心臟負擔加重，可導致呼吸困難或咳嗽。此外，某些藥物使

患者夜間尿量增多，也會影響睡眠。心力衰竭的患者還可能有其他睡眠問題，如睡眠呼吸暫停綜合症。

　　為了改善夜間睡眠，應避免睡前的打盹和進食過量。如果需要的話，額外加用一個枕頭，抬高上半身。如果您睡覺時需要兩個或兩個以上的枕頭，可能是心力衰竭加重的表現，應及時看病，可能需要改變藥物劑量或類型。

3.保持活動

　　通常心力衰竭的人保持活動是有益的，可防止體重增加，也有利於提高生活品質。但應做您力所能及的活動，切不可過度運動。

　　通常建議散步、游泳或騎自行車等活動。避免做必須屏住呼吸、用力，或者突然用力的活動，不要提重物或移動沉重的傢俱，這些活動可能會導致呼吸困難。如果在活動中出現胸痛、氣短、頭暈或胸悶，應該立刻停下來休息。

　　三餐後儘量不要活動。當天氣炎熱、潮濕或寒冷時，或當您感覺不好時，儘量不要活動。

　　注意：如果您運動後感覺不適，休息5分鐘後仍有胸部疼痛或沉重感，這可能是心肌梗死的跡象，應該立刻撥打急救電話。

4.心力衰竭的藥物治療

　　生活方式改變可能不足以減輕心力衰竭的症狀，這時需要進一步的治療。治療的目標是幫助患者提高生活品質，延長壽命。

　　用藥物治療心力衰竭可以減輕疲勞、氣短與水腫，也有助於提高

患者的活動能力，改善生活品質。對無症狀或體徵的患者，藥物可以阻止或延緩疾病的進展。

注意：患者應完全按照醫生的指示用藥，不能在沒有告訴醫生的情況下改變用藥劑量或服藥的時間。

下面介紹一些治療心力衰竭的常用藥物：

●**血管緊張素轉換酶抑制劑（ACE抑制劑）**：血管緊張素可引起血管收縮，增加外周血管的阻力，也就是加重心臟向動脈系統排血的阻力，使心臟的負擔加重，而血管緊張素轉換酶抑制劑可限制血液中血管緊張素的量，以達到減輕心臟負擔的作用，從而防止心力衰竭的加重。

●**血管緊張素受體阻斷劑（ARBs）**：血管緊張素受體阻斷劑的作用與血管緊張素轉換酶抑制劑相似，可限制血管緊張素造成的血管收縮，以減輕心臟負擔。

●**血管擴張劑**：血管擴張劑的作用是擴張血管。血管擴大了，血液流動更容易，從而減輕心臟的工作。這些藥物可與血管緊張素轉換酶抑制劑和血管緊張素受體阻斷劑合用，也可單獨使用。常用的擴血管藥，如硝酸鹽類（硝酸甘油、消心痛），主要是使靜脈擴張。其他的血管擴張劑，如肼苯達嗪，主要作用於動脈。如果患者的血壓較高，或者在日常活動時就有症狀，可能需要採用兩種擴血管製劑。

●**β-受體阻滯劑**：β-受體阻滯劑可減慢心率，降低心臟的工作量。長期的過度負荷可導致心肌肥厚，繼而拉長，而β-受體阻滯劑可使心肌重塑，有助於心臟的泵血功能。

●**洋地黃**：洋地黃有加強心臟泵血功能的作用，但在應用中，需

用一種血液測試的方法監測洋地黃在體內的水準。如果血液中的洋地黃含量太高，可能引起食欲不振、噁心、嘔吐、頭痛，也可能引起心率過快或過慢。如果在用洋地黃的過程中出現以上症狀，應該向您的醫生報告。此外，有些藥物與洋地黃有交叉作用，如非類固醇類的止痛藥（如布洛芬）以及其他處方藥。正在服用洋地黃的患者加用其他任何藥物（包括營養補充劑）前，均應該詢問醫生是否安全。

●**利尿劑**：心力衰竭的患者往往需要用利尿劑，幫助身體排出多餘的水和鈉，減輕心臟的工作量，但利尿藥可能會引起一些副作用，最常見的是鉀的丟失。鉀有助於維持心臟和神經系統的電平衡。服用利尿劑的患者，鉀的排出量增加，可能導致血鉀水準過低。應注意多食用含鉀豐富的食物（許多水果和蔬菜中含有豐富的鉀，例如香蕉、哈密瓜、橙汁、柚子汁和馬鈴薯等），以補充排出的鉀。醫生認為必要時，可能需要用處方藥補充鉀。體內有過多的鉀也是有害的，所以必須在醫生的指導下用處方藥補充鉀，不可任意自行額外補鉀，以免血鉀過高。

注意：心力衰竭的患者應按時量體重。體重增加過快（在一天內增加0.9～1.4公斤，或一周增加2.3公斤），可能是體液滯留的第一個跡象。如不及時治療，體液聚積會使得心臟負荷加重，可能導致呼吸急促和水腫。應及時看醫生，以調整藥物，避免因心力衰竭的加重而住院。

5.其他治療方案

有些嚴重心力衰竭的患者，藥物治療不能很好地控制病情，可能

需要其他的治療。

心臟內裝置

●**心臟再同步化治療**：有一些嚴重心力衰竭的患者有心臟傳導異常（心臟性心律失常），導致心臟下部的心腔（心室）收縮不協調（不能同步工作），而使心室的泵血功能降低。心臟再同步化治療（CRT），也稱為雙心室起搏，可能使這些患者的心力衰竭得到改善。這種治療方法是在患者體內置入一個特殊的心臟起搏器，通過放在左、右心室適當部位的兩個電極，使心室同步工作，這有助於加強雙心室的泵功能和鬆弛。

●**置入式心臟除顫器**：某些心臟跳動異常的患者可能需要置入式的心臟除顫器（ICD），它可以在手術過程中置入。在心臟跳動突然明顯變慢時，該裝置可以給心臟提供「起搏」；在心臟突然發生顫動（即心室顫動）時，它給予電休克，以保持心臟的跳動和防止心臟性猝死。

手術

●**針對病因的手術治療**：如果是由冠心病引起的心力衰竭，醫生可能會建議患者接受冠狀動脈搭橋手術（CABG）。如果心力衰竭是由於損壞的心臟瓣膜引起的，可能需要修補受損的心臟瓣膜，或用人工瓣膜替代受損的瓣膜。如果心力衰竭是由於出生時就有的心臟缺陷引起的（先天性心臟病），則需通過手術修復治療。某些新的手術技術可用於進行性心力衰竭的患者，實際情況需視患者病因而定。

●**置入左心室輔助裝置**：心臟不能泵出自身的血液時，可置入左心室輔助裝置（LVAD），這是一個機械泵類的設備。有些患者需要永

久性地應用這種輔助裝置，但最常用於等待心臟移植的患者，產生過渡的「橋樑」作用。

● **心臟移植手術**：在某些患者，上面列出的措施都不能控制心力衰竭，可能需要心臟移植手術。在美國，每年約有2000多人接受心臟移植手術。我國某些有條件的醫院也可做這種手術，接受心臟移植手術患者的生活品質和生存率均可得到明顯的提高。

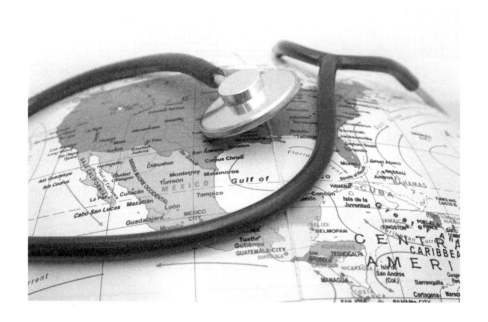

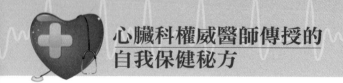
第十一章
心肌梗死的防治

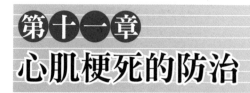

> 一位78歲的男性，因為劇烈胸痛1小時被送來醫院。體檢：臉色蒼白，血壓90/56毫米汞柱。脈搏弱而快速，每分鐘110次，但心律正常。心臟輕度擴大，在心尖區有輕度的收縮期雜音。肺無異常發現。無水腫。心電圖顯示心臟前壁的導聯有明顯的Q波和ST-T改變。臨床診斷為冠狀動脈性心臟病、急性前壁心肌梗死。應立即住院治療。

發生過心肌梗死的患者會有一個非常可怕的經驗，即使醫生告訴您，將來可以恢復正常的生活，也難以避免您的憂慮。對心肌梗死有正確和科學的認識，可以幫助您以積極的態度對待自己的身體，恢復得更快更好。每年成千上萬的人從急性心肌梗死中獲救，他們中的絕大多數人可以恢復工作，並繼續享受生活。您有充分的理由對恢復健康充滿信心。

1 為什麼會發生心肌梗死？

心肌梗死是將血液輸送到心肌的動脈出現脂肪積聚變窄、動脈粥

樣硬化的結果。動脈粥樣硬化的發展相當緩慢，是一個複雜的過程。許多科學家相信，它的開始是因為保護動脈的內壁受到損傷。血液中的脂肪、膽固醇和其他物質慢慢積聚在動脈壁的損傷處，這種積聚的病變稱為斑塊。斑塊的積聚使動脈內徑變窄，血液的流動受阻。

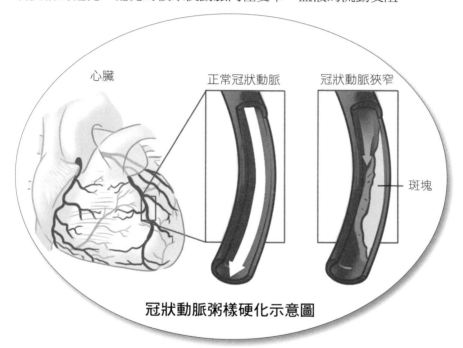

心臟　　　　正常冠狀動脈　　　冠狀動脈狹窄

斑塊

冠狀動脈粥樣硬化示意圖

　　如果供應心臟的動脈內的斑塊發生破裂，其表面可能有血塊形成，使動脈內的通路進一步變窄，在某些情況下，可完全阻斷心臟部分肌肉的供血，這部分心肌因缺血而受到損傷。若缺血的時間過長，此部分完全缺血的心肌可能發生永久性損傷，這就是所謂的心肌梗死。

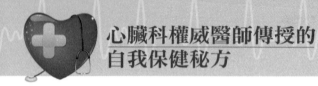

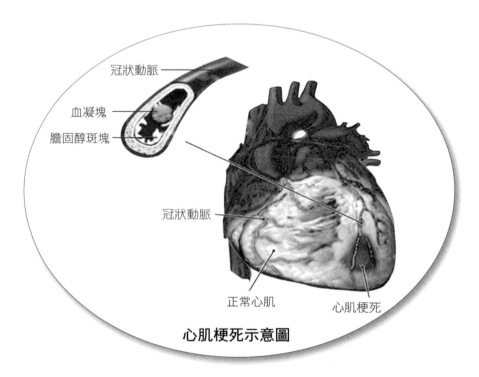

冠狀動脈

血凝塊

膽固醇斑塊

冠狀動脈

正常心肌　　　　心肌梗死

心肌梗死示意圖

　　心肌梗死的發病可能在任何時間和地點，可能毫無先兆突然發生，也可能在強度運動或情緒激動後發生。有些患者在心肌梗死發生前，可能從來沒有任何疾病，但多數人可能有高血壓、糖尿病或冠心病的病史。

② 心肌梗死的先兆性症狀

　　胸部疼痛和心肌組織的電不穩定，導致的心律失常是心肌梗死的表現。某些心肌梗死的患者，疼痛的發作是突然和劇烈的，但也可能

為緩慢發作，開始僅有輕微的疼痛或感到不適。下面介紹的一些症狀可能是心肌梗死的先兆：

● **胸部不適**：大多數心肌梗死的症狀為胸正中部的不適或疼痛，持續時間超過幾分鐘，或消失後又回來。感覺很不舒服，胸部有重壓或擠壓感。

● **上半身其他部位不適**：包括在一側或兩側手臂的疼痛或不適，背部、頸部、下巴或胃部的疼痛或不適。

● **呼吸急促**：可能同時有胸部不適。

● **其他症狀**：包括出冷汗、噁心、胸悶。

女性心肌梗死患者與男性一樣，發作時最常見的症狀是胸部疼痛或不適。但女性可能有一些其他的症狀，特別是呼吸急促、氣短、噁心和（或）嘔吐，背部或頜部疼痛。

患者如果出現上述症狀中的任何一種，應立即撥打急救電話，或馬上讓人送自己去醫院，不能自己開車前往。

③ 為什麼有些冠心病患者無症狀？

動脈粥樣硬化的過程發展緩慢。有時當有一段冠狀動脈變窄後，血流可經附近的血管將血液輸送到冠狀動脈狹窄段遠端的心肌。實際上，它們形成了一條輸送血液到心肌的新路，稱為側支循環。這就好比一條河的某處變窄或有阻塞，可能在狹窄處的上游出現小支流，使水流到狹窄河道遠處的主河流。

部分冠心病患者可能因為有這些網路狀擴大的血管——豐富的側

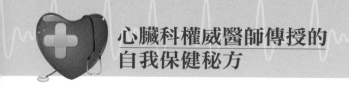
支循環，而避免了心絞痛或心肌梗死的發生，本來由狹窄的冠狀動脈供血的心肌可從側支循環獲得所需要的血液，因而無症狀。而在另一些患者，側支循環是在心肌梗死後發展起來的，這些側支循環有助於心肌的恢復。

4 什麼是心源性猝死？

心肌梗死後，受損的心臟可能發生心臟電活動紊亂，導致心律失常。這些不規則的心臟節律可能會導致心臟功能喪失，並可能威脅到生命。有的心律失常會導致心源性猝死（也稱為心臟驟停），使心臟突然停止跳動。患者通常會在數分鐘內死亡。

引起心源性猝死最常見的心律失常稱為心室顫動，即心室突然開始顫動，不能以正常的方式泵血，致使心臟驟然停止跳動。

心臟驟停後，如能得到及時正確的心肺復甦（CRP）和除顫，患者可能獲救。心肺復甦是指在患者的心臟不能正常維持血液循環時，及時進行有節律的胸外心臟按壓和人工呼吸（口對口吹氣），以保持有效的血液循環。除顫，是使用一種名為除顫器的設備對心臟進行電擊，使心臟發生瞬間休克後恢復正常的節律。心肺復甦和除顫，必須在心臟停止跳動幾分鐘內進行。迅速、正確、分秒必爭地進行心肺復甦和除顫，是心源性猝死患者獲救的關鍵。

5 心肺復甦術

　　心肺復甦術（CPR）是拯救生命的技術，在許多緊急情況下，包括心臟病發作或溺水時，及時的心肺復甦可能挽救一個人的生命。美國心臟協會建議，當遇到有人呼吸或心跳停止時，未經訓練的過路人或醫務人員都應立即開始對患者實施心肺復甦術，進行胸外按壓。即使您未經訓練，進行胸外按壓心肺復甦，也比什麼都不做好，所以不要害怕。當然，有經過訓練的人在場更好。

1.美國心臟協會的建議

　　●如果您沒有經過心肺復甦術的訓練，可以提供只用手的心肺復甦，也就是用您的手以每分鐘100次的速度進行不間斷的胸外按壓，直到醫護人員到達（下文將詳細描述）。您不需要做呼吸急救（人工呼吸）。

　　●如果您是訓練有素者，先做30次胸外按壓，然後檢查氣道及啟動心肺復甦。

　　●如果您雖接受過心肺復甦的訓練，但對自己的能力信心不足，就做胸外按壓（約每分鐘100次）。

　　注意：上述意見適用於需要復甦的成年人、兒童和嬰兒，但不適用於新生兒。

2.心肺復甦的實施

　　心肺復甦能保持含氧血液流向大腦和其他重要器官，直到更明確

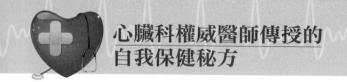
的治療可以恢復正常的心臟節律。當心臟停止跳動時，含氧血液的缺乏會引起腦損傷。一個人可能在心臟停止跳動後的8～10分鐘內死亡。

實施正確的心肺復甦術，需要經過經認可的急救培訓課程學習，包括心肺復甦以及如何使用自動體外除顫器（AED）。

在開始復甦之前，請檢查患者是否有意識，可敲擊或搖晃患者的肩膀，大聲問：「你沒事吧？」如果患者沒有回應，有兩個人在場時，應一個人撥打急救電話，另一個人立即開始實施心肺復甦；只有您獨自一人時，應先立即撥打急救電話，再開始實施心肺復甦。如果您認為患者因窒息造成反應遲鈍（如溺水），則應先做1分鐘的心肺復甦，然後撥打急救電話。

如果有自動體外除顫器可立即使用，應按照設備上的使用說明做一次電擊，然後開始復甦。

循環

進行胸外按壓以恢復血液循環。要項如下：

● 應立刻讓患者平臥在平坦的地上或硬木板上。

● 搶救者在患者的右側，患者的肩膀旁。

● 左手掌根部置於患者胸前正中，乳頭之間的胸骨下段，右手掌壓在左手背上，兩手的手指翹起不接觸患者的胸壁，伸直雙臂，肘關節不彎曲，用雙肩向下壓形成壓力，將胸骨下壓4～5公分（小兒為1～2公分）。按壓的部位不宜過低，以免損傷肝、胃等內臟。壓力要適宜，過輕不足以推動血液循環；過重會使肋骨骨折，造成氣胸、血胸。

● 1分鐘約做100次上述的心臟按壓。

●如果您沒有經過心肺復甦的培訓，只需繼續做胸外按壓，直到患者有復甦的跡象，或直至急救的醫療人員接管。如果您有經過心肺復甦術的訓練，應檢查患者的呼吸道並進行人工呼吸。

檢查呼吸道

●如果您經過心肺復甦的培訓，在完成30次胸外按壓後，將您的手掌放在患者的額頭上，輕輕傾斜患者的頭部。然後用另一隻手輕輕地抬起患者的下巴，以打開氣道。

●用不超過5～10秒的時間檢查呼吸。可以通過看胸部運動，聽呼吸音，判斷患者是否有呼吸。

●如果您有心肺復甦術的經驗，確定患者無呼吸後，應立即開始嘴對嘴人工呼吸；如果您沒有心肺復甦術的經驗，持續胸外按壓，不要做嘴對嘴人工呼吸。

人工呼吸

可用嘴對嘴的方式進行人工呼吸，如果患者嘴部嚴重受傷或無法打開，可用口對鼻的方式進行人工呼吸。

●將患者頭部向後傾斜，抬起他的下巴，以保持呼吸道通暢。急救者用嘴覆蓋患者的嘴，進行嘴對嘴人工呼吸。

●有效的人工呼吸是當您吹氣時，患者的胸部應鼓起。

心肺復甦術

如果您有心肺復甦術的經驗可進行心肺復甦術，胸部按壓15次，口對口吹氣1次。通常一次搶救的週期為6輪，也就是說按壓90次、口對口人工呼吸6次。經過30分鐘的搶救，若患者瞳孔由大變小，能自主呼吸，心跳恢復，紫紺消退等，可認為復甦成功。

終止心肺復甦術的條件：患者已恢復自主的呼吸和脈搏，或有醫務人員到場。如果心肺復甦術持續1小時之後，患者瞳孔仍散大固定，心臟不跳動、呼吸不恢復，表示腦及心臟已經死亡。

6 心肌梗死後患者的生活

心臟是一個非常堅實的器官，即使有部分心肌已經壞死，心臟的其餘部分仍能保持正常的工作。壞死的心肌癒合後形成瘢痕。

通常心臟需要4～6周的自我修復時間，所需時間的長短取決於心臟損壞的程度和患者自身的癒合率。

可以想像一個運動員腿部肌肉撕裂的情景。直到肌肉癒合，運動員才能正常地運動。與腿部肌肉受傷的情況一樣，心臟肌肉受損後，也需要休息才能痊癒。在心臟肌肉癒合的過程中，您要放寬心，好好地休息。經過醫生檢查，如果心臟恢復得很好，患者可以逐漸恢復正常的活動。

1.體力的恢復

患者住院時，在床上休息的時間較長，出院時可能會感到虛弱。這種虛弱感不是因為心臟的損害，而是因為休息時間過長，肢體的肌肉已經失去了高達15％的力量。只有通過運動，才能使肌肉的力量恢復。所以，出院後需要安排運動計畫。保持穩定的、經常性的活動2～6周，肌肉的力量才能恢復到原來的狀態。

在心肌梗死的恢復期，充足和良好的睡眠特別重要，白天午睡或

短時間的休息也是有幫助的。心臟病患者的作息時間應該規律，不要在感到太累時才休息。醫生會幫助患者確定最適合的活動量。

娛樂、運動和社會生活對康復也很重要，大多數心肌梗死恢復後的患者可以有充沛的精力用於工作和娛樂活動。

2.恢復正常的生活

大多數第一次心肌梗死的患者可以完全恢復，享受人生。心肌痊癒後形成的瘢痕很少大到足以影響心臟的泵血功能。大多數有過心肌梗死的患者，可以在幾周內恢復以前的活動，但可能需要改變一些生活方式。

3.返回工作崗位

許多65歲以下心肌梗死後的存活者可以重返工作崗位。能否返回工作崗位，取決於心臟被損壞的嚴重程度，以及從事什麼樣的工作。有些人需要更換為活動量較輕的工作，以減少心臟的負擔。

4.心肌梗死後患者的心理變化

大病後的人有許多疑慮，例如「我還能活多久」，「能否繼續工作」等，這是正常的。有些憂慮將會隨著時間的推移而消失。

有些患者會對症狀過度敏感或擔心，甚至有恐懼感。還有一些患者可能發生情緒上的改變，例如有憤怒或怨恨的情緒，甚至遷怒家人。這些情緒是可以理解的，患者及其家人都要有耐心，認識到疾病是不可改變的事實，以正確的方法進行防治，才能讓疾病向好的方向

發展。上述不好的態度和情緒對疾病的恢復不利，患者及其家人的樂觀情緒對疾病的恢復至關重要。

有少數心肌梗死後的患者有害怕、急躁或心煩的情緒，認為自己無可救藥，成了殘廢人，甚至發生嚴重的抑鬱症或產生自殺的念頭。家人應認真對待，切不可大意，應立即告訴醫生，並按照醫生的意見進行檢查和處理。

嚴重抑鬱症的跡象包括：

● **睡眠問題**：失眠或者嗜睡。

● **食欲不振**：食欲不佳，甚至無食欲。

● **疲勞**：很容易疲勞，沒有精力。

● **情緒緊張**：常處於緊張、急躁或激動狀態，或感覺無精打采、精神萎靡。

● **思維很難集中。**

● **冷漠**：失去原有的愛好與興趣，如電影、閱讀、體育等。

● **自尊性低**：覺得自己毫無價值，或不夠好。

● **絕望**：反復地想自己會死亡，或有自殺的念頭。

● **懶散**：不注意外表，或不注意自己的清潔。

注意：如果患者有上述症狀中的任何一種，應該告訴醫生。如果醫生認為患者可能有抑鬱症，需要進行藥物治療或心理輔導。

5.預防心肌梗死再次發作

沒有人可以肯定地說，您是否會有心肌梗死再次發作，但是按照醫生的建議，保持健康的體重，食用健康的飲食，堅持適當的運動和

工作，按時服藥，注意休息，定期復查，有樂觀的生活態度，可以減少心肌梗死再次發作的機會。

冠狀動脈疾病的相關研究顯示，在心臟病發作方面每天都有新的見解。現在冠心病患者的治療前景比前幾年已有很大的改善，還有很多有希望的治療技術正在發展中。

6.控制高血壓

高血壓是心肌梗死和中風的主要危險因素，一定要定期檢查血壓。如果您有高血壓，一定要與醫生合作，使血壓降低並維持在正常範圍。健康的飲食、控制體重、運動和藥物治療相結合，可幫助您控制血壓。

重要的是堅持服用降壓藥，即使血壓已降到正常水準，症狀已消失，仍需繼續服用降壓藥，一天也不可中斷。在藥物用完之前，請醫生重開處方。記住，治療高血壓是一輩子的事（詳見第六章）。

7.服藥

服用某些藥物，有助於預防心肌梗死再次發作。醫生將確定適合您的藥物，下面列出一些最常用的藥物：

● β 受體阻滯劑：通過阻斷腎上腺素的影響，減輕對心臟的壓力。根據研究報告，它們可成功地防止心肌梗死再次發作。然而，因為此類藥可能使氣管收縮，有哮喘或肺部疾病的患者不能使用。

● 血管緊張素轉換酶抑制劑：有助於減少心臟病再次發作的風險，還可治療高血壓，減少充血性心力衰竭患者體內鹽和水的滯留。

●**降低膽固醇的藥物**：也可幫助預防心肌梗死再次發作。

●**抗凝藥物**：可防止血液凝固。這些藥物可幫助預防可能會發生在冠狀動脈或腿部靜脈的血液凝固。

8.改變為治療性飲食的生活方式

治療性飲食的生活方式包括三個方面：

●**食用低飽和脂肪、低反式脂肪和低膽固醇的飲食**：為了減少血液中的膽固醇，應控制或少用富含脂肪的飲食，這有利於降低心肌梗死和中風的風險。治療性飲食可幫助您減少總熱量的攝入和來自脂肪的熱量。肉類和高脂肪乳製品中含飽和脂肪量較高，還含有不健康的反式脂肪。控制脂肪的飲食也將有助於降低膳食膽固醇的攝入量。

●**保持適度的運動**：大多數心肌梗死後的患者可以進行運動而沒有任何症狀，通常患者可以散步、打高爾夫球、釣魚、游泳。事實上，適度的運動對康復是有益的，可以促進側支循環的形成。大多數心肌梗死後的患者應該在醫生的指導下找到適合的運動。

●**保持健康的體重**：這對於有心肌梗死的患者是非常重要的。注意食用含有蛋白質、維生素和礦物質的均衡、健康飲食。如果您的體重已超重，應努力減肥。減肥也有利於降低血液中的膽固醇水準，降低血壓，改善糖耐量。控制糖尿病、心臟疾病和中風的主要危險因素。

9.戒煙

吸煙對所有人都不好，對冠心病患者的危害更大。心肌梗死後繼續吸煙，會使再次發作的機會增加1倍。如果患者是吸煙者，應該戒

煙；不吸煙者也要避免被動吸煙。如果戒煙有困難，就需要請醫生協助。

10.限制含酒精的飲料

如果患者從不喝酒，心肌梗死後一定要繼續堅持不飲酒。過量飲酒會導致嚴重的健康問題，包括中風、高血壓和心力衰竭，也可能導致肥胖和血脂（甘油三酯）水準升高。心肌梗死患者如為嗜酒者，應立即戒酒。

美國心臟協會建議：女性，酒精飲料每天不可超過1杯，男性每天不超過2杯。1杯酒精飲料的定義是：一罐（340毫升）的啤酒或114毫升的葡萄酒，或42毫升80度的烈性酒，或28.4毫升100度的烈性酒。請記住，酒精飲料是高熱量的，對減輕體重是不利的。

11.心絞痛的治療

有許多患者在心肌梗死後不再有胸痛（心絞痛），但也有患者可能仍有心絞痛。心絞痛是一種胸部的疼痛或壓迫感。在一部分心肌得不到足夠血液和氧氣以適應工作時，就可能發生心絞痛。心絞痛通常在運動、強烈的情感波動或吃得太飽等導致心肌耗氧量增加時發生。如果您有心絞痛發作，一定要告訴醫生，他們可以開藥給您，以減輕或防止心絞痛的發生。

注意：如果出現很輕的運動後就發生心絞痛，或發作頻繁、疼痛加重等情況，應立即就診。

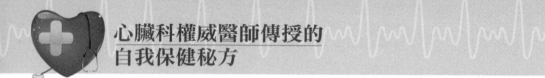

12.恢復性生活

　　大多數心肌梗死後的患者在恢復幾周後，可以繼續性生活。如果您或您的性伴侶有顧慮，或在性生活中或之後發生胸痛，應尋求醫生幫助，可透過服用藥物改善。

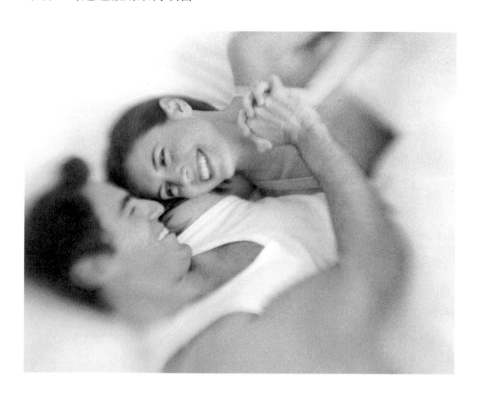

第十二章
心導管檢查及其注意事項

 病例

　　患者50歲，男性，因運動或提重物時胸痛，休息後即可消失，3周後到醫院就診。其父有冠心病的歷史。體格檢查顯示：血壓140/90毫米汞柱，心臟無特殊發現，心電圖顯示胸前導聯ST段輕度下降。初步診斷為冠狀動脈性心臟病、穩定型心絞痛和高血壓。為了明確診斷，需要進行心導管檢查。

① 什麼是心導管檢查？

　　心導管檢查是用一種特殊的導管，經手臂或股部的動脈進入心臟，可測量心臟內的壓力，並拍攝供給心臟血液的動脈（冠狀動脈）的照片，以瞭解心臟的功能和冠狀動脈的情況。心導管檢查有助於評估心臟的泵血功能和冠狀動脈是否有病。

　　本章將解釋心導管檢查的過程，幫助患者瞭解為什麼要做心導管檢查，檢查結果對治療的影響，以及如何配合檢查。

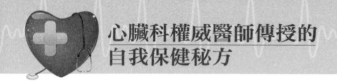
2 心臟的結構和功能

您心臟的大小如同您拳頭的大小。心臟是由四個連接的空心腔組成，分為左側和右側心腔、上心腔和下心腔。上面的心腔被稱為右心房和左心房，右心房接收從身體回來的血液，左心房接收從肺返回的血液。下面的兩個心腔分別為右心室和左心室。心室的壁由稱為心肌的特殊類型肌肉組成，右、左心室之間被稱為室間隔的心肌隔開。右心室泵出血液到肺，左心室泵出血液到身體的其他部位。

當心肌收縮時，泵出血液到肺、心臟和身體。心腔之間有瓣膜，就像房間之間的門。心臟收縮時，瓣膜開放，可以確保血液向前流動；心臟舒張時，瓣膜關閉，防止血液倒流回心房或心室。

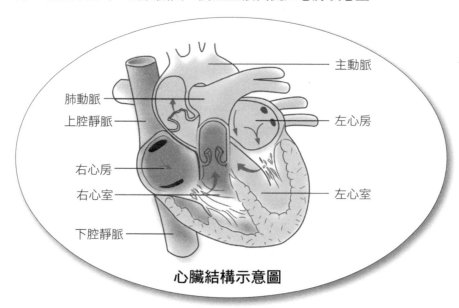

心臟結構示意圖

從身體的器官和四肢回到右心房的血液中的部分氧氣已被人體利用，這時的血液被稱為低氧血，它通過右心房到達右心室。然後由右心室泵到肺。在肺部，血液從肺吸入的空氣中獲得氧氣，成為富含氧氣的血液。這種富含氧氣的血液經肺靜脈返回到心臟，先進入左心房，經二尖瓣進入左心室。富含氧氣的血液從左心室被泵出到主動脈，經主動脈（人體中最大的動脈）到身體的其他部位。從身體回來的血液經上、下腔靜脈回到右心房，再經三尖瓣回到右心室，到肺部，就這樣周而復始，稱之為循環。身體依靠此循環進行新陳代謝，維持生命。

3 冠狀動脈及其分支

心臟不停地跳動維持循環需要能量。心臟的肌肉——心肌，利用氧氣和營養物質製造這種能量。心腔內雖充滿血液，但心臟不能直接從心腔內的血液中吸收氧氣進入心肌，而是靠一種特殊的血管將血液輸送到心臟的肌肉性心室壁內，這些特殊的血管稱為冠狀動脈，它們分佈在心臟表面，有許多小動脈分支，穿透入心臟肌肉內，為心臟提供氧氣豐富的血液，及心肌工作時所需要的能量。

冠狀動脈主要有右冠狀動脈和左冠狀動脈。右冠狀動脈運行於心臟的右側和底部。左主冠狀動脈約2.5公分長，隨後分為兩個分支：左前降支（LAD）沿著心臟的前面行走；左迴旋支沿著心臟的左側上部行走，分佈在心臟的左側壁及後壁。

當冠狀動脈發生堵塞時，心臟無法獲得足夠氧氣豐富的血液，

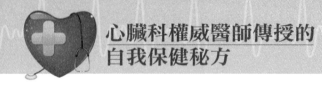

稱為缺血，在中度或劇烈活動時缺血加重，因而發生胸部疼痛（心絞痛），甚至可能發生心肌梗死。

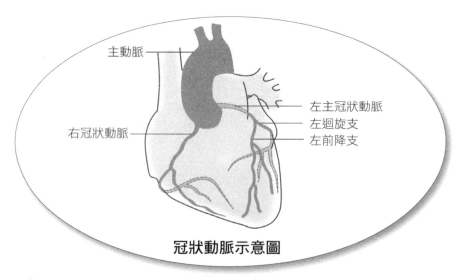

主動脈

左主冠狀動脈
左迴旋支
左前降支

右冠狀動脈

冠狀動脈示意圖

④ 冠狀動脈疾病

血液中的脂質，如膽固醇，可能沉積在動脈的內膜上，形成斑塊，稱為動脈粥樣硬化。動脈粥樣硬化可能導致冠狀動脈狹窄，不能為心肌提供足夠的營養，這就是冠心病。吸煙、高血壓、糖尿病、高膽固醇血症、缺乏運動和肥胖是發生斑塊的危險因素。

冠狀動脈內斑塊形成後，可能發生兩個問題：

1.膽固醇沉積使斑塊逐年增大，阻塞冠狀動脈：如果有超過70％的冠狀動脈內徑被阻塞，將導致流到心肌的血液量嚴重減少，當心肌得不到足夠的血液時，就會缺血、缺氧，可能出現胸部疼痛或不適，

稱為心絞痛。有些人在運動時發生心絞痛，這是因為活動時心臟需要更多的氧氣，狹窄的冠狀動脈阻礙了足夠的氧氣豐富的血液到達心臟所致。

2.斑塊可能發生裂口或破裂：當斑塊破裂時，破裂的表面會形成血塊，導致冠狀動脈狹窄加重，冠狀動脈的血流量更形減少，在休息時（沒有活動時）也發生胸痛，這就是所謂的不穩定型心絞痛。不穩定型心絞痛，應考慮是一種醫療緊急情況，因為它可能是冠狀動脈完全堵塞，血液不能流向心臟肌肉，導致心肌梗死的先兆。完全缺血導致的心肌梗死是心肌永久性的損傷，癒合後形成瘢痕，而失去心肌的功能。

5 心導管檢查的作用

1.需要心導管檢查的原因

心導管檢查可以幫助醫生發現冠狀動脈是否有狹窄和狹窄的嚴重程度，是醫生選擇最佳治療方案的依據。

除了冠心病外，有很多種心臟病可能導致心功能減低或心力衰竭，如心臟瓣膜狹窄、關閉不全，心肌和心包病變，先天性心臟病等，都可能需要心導管檢查。

2.心導管檢查可以幫助瞭解的問題

心導管檢查是診斷心臟病最有用和最準確的測試之一，它可以檢

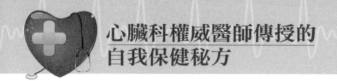
測：

- 動脈狹窄或阻塞的部位和程度。
- 心臟內的壓力。
- 血液中的氧氣量。
- 判斷心臟肌肉的功能。

如果醫生認為您需要做心導管檢查，會在手術前向您作詳細的解釋。

6 心導管檢查前的注意事項

如果只是為了診斷，在多數情況下，患者早上來醫院，在心導管檢查之後，下午就可離開醫院。這就是所謂的門診手術。

1.心導管檢查的風險

無論您是門診或住院患者，執行導管檢查的醫生或導管檢查團隊的成員將向您解釋：為什麼和怎樣進行導管檢查，還將與您討論有關的風險。

通常心導管檢查是比較安全的，但仍然可能有如下的風險：

- 穿刺的部位出血。
- 感染。
- 造影劑的過敏反應。
- 血管損傷。
- 與手術相關的腎衰竭。

在手術過程中，嚴重的併發症，如心肌梗死、嚴重的栓塞或死亡的發生率非常低，一般在1%以下。

2.心導管檢查前的注意事項

●在做心導管檢查前一天晚上的10點後和當天早上直到手術前，不要進食任何食物。

●如果您正在服用一些藥物，如治療心臟病、高血壓、糖尿病的藥，利尿藥或抗凝血藥等，在心導管檢查之前，必須問您的醫生哪些藥物應該服用，哪些藥物應該停服。

●如果您曾經有過對X光造影劑過敏的反應，一定要告訴醫生。

7 心導管檢查的過程

1.術前準備

手術前，醫生可能給您服用一片溫和的鎮靜劑，這會讓您放鬆。在手術過程中您可能是清醒的，但稍微有些睏睡感。進入手術室後，您會被移到心導管檢查臺上。

大多數心導管檢查是通過在腹股溝區的動脈，但也可以用肘或手腕區的動脈。為了準備心導管檢查，將會清潔您的腹股溝區或手臂的皮膚，剃除毛髮，在您身上覆蓋無菌手術單。醫生會在手術部位注射局部麻醉藥使其麻木，就像您可能已經知道的牙醫給您用普魯卡因一樣，然後將一根麥稈大小的管（稱為鞘）放入您的腹股溝或手臂

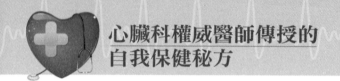
的動脈。

2.導管的插入

　　心導管通過鞘經動脈進入心臟，測量心腔內的壓力後，用一根特殊形態的導管伸入左主冠狀動脈。將以碘為基礎的X射線造影劑注入左主冠狀動脈及其分支，使冠狀動脈顯影，X射線相機可從心臟的不同角度攝取冠狀動脈的影像。然後使用另一根特殊形態的導管進入右冠狀動脈的開始處，當注入造影劑時，進行右冠狀動脈的攝像。醫生可從這些錄影中判斷冠狀動脈病變的部位和範圍，以確定治療方案。注入造影劑時，大多數人沒有什麼感覺，有人可能會感到一種輕微的發熱感或不適，通常會在每次注射後的幾秒鐘內即消失。

　　進行冠狀動脈造影之後（有時也可能在此之前），使用另一根導管進入左心室，將造影劑注入左心室並攝像。這一過程稱為心室造影，可以讓醫生評估心室的泵血功能和心臟瓣膜的功能。如果心臟的瓣膜有漏血，它也可以顯示出來。在心導管檢查過程中，醫生查看特殊螢幕上的心臟和X射線圖像。如僅為診斷，整個過程需要20分鐘到1小時。

⑧ 心導管檢查後的注意事項

　　多數門診的患者手術當天就可以回家了。心導管檢查是一種介入性的檢查技術，手術中曾用過使您放鬆的藥物，所以不能自己開車回家，需有家人陪伴送您回家，以防發生意外。

　　手術之後，在您的腹股溝穿刺區域可能有一點點的敏感，一兩天內可能有小面積的腫脹，這是正常的。

　　注意：如果在穿刺部位出現壓痛、疼痛、腫脹或出血，應去醫院就診。有一種罕見的情況是，動脈未能完全密封或發生感染，其跡象包括發紅、流水或發燒，應立即去醫院就診。

　　如果心導管檢查的結果證實患者有冠心病等異常情況，醫生將結合您的臨床情況，提出治療方案（詳見其他相關章節）。

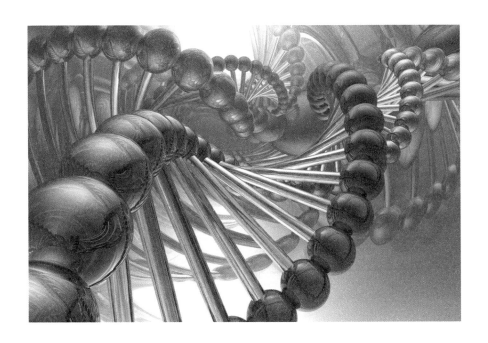

第十三章
心血管疾病的抗凝治療

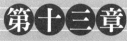

一位32歲的女性來醫院要求復查。一個月前，她在某醫院根據病史和超聲心動圖檢查，診斷為風濕性心臟瓣膜病、二尖瓣狹窄和關閉不全，住院接受了人工心臟瓣膜置換術。體檢：一般情況沒什麼特別，血壓118/78毫米汞柱。心臟無雜音，肺部無異常。患者需要服用抗凝血藥。

1 為何要進行抗凝治療？

某些心臟疾病，心腔內容易發生血液凝塊：

●心臟瓣膜病變和已經有人工心臟瓣膜的患者（如上述病例）。

●冠狀動脈粥樣硬化導致的冠狀動脈腔狹窄。

●心律失常、心臟跳動不規則，如房顫（心房顫動而不能有效地收縮）。

●腿部的動脈或靜脈狹窄。

在上述的情況中，由於血流不暢，可能在心臟瓣膜上、心腔內、

靜脈內形成血凝塊。這些心臟或血管內的血塊可能脫落到血液中，由血流帶到身體其他部位的血管。血塊流到大腦的動脈，即會發生中風；進入冠狀動脈或冠狀動脈腔內的斑塊表面有血塊，都會阻礙血液流入心臟的部分肌肉，而導致心肌梗死。

② 抗凝血藥的使用

用於防止血液形成凝塊的藥物，稱為抗凝血藥。抗凝血藥可降低血液凝結的能力，幫助防止心臟、動脈或靜脈中形成有害的血塊。

抗凝血藥有許多種類，既有口服，也有注射的製劑。醫生會選擇一種對患者最適合的抗凝劑，並告知每次用藥的劑量、用藥時間。患者應將每天使用藥物的劑量記錄下來，例如：

抗凝藥的名稱：_____

劑量：_____

用藥的次數：_____

用藥的方法：_____

用藥日期：_____

1.抗凝血藥的類型

最常見的抗凝血藥是華法林（商品名稱香豆素）和肝素。

華法林可使血液凝結需要的時間延長，其最嚴重的副作用是出血，通常發生在用量偏高時。對於大多數患者，華法林不會引起出血。如果在服用華法林期間發生出血，醫生可能會給您用維生素K，

以抵消華法林的作用。

注意：應由醫生確定是否需要使用維生素K，患者不可自己服用。

肝素是需要迅速抗凝時的首選藥物，其臨床常用的方法為注射，多用於預防外科手術後血栓形成，以及妊娠者的抗凝治療。對於急性心肌梗死患者，可用肝素預防患者發生靜脈血栓栓塞病。有大面積前壁透壁性心肌梗死的患者，可用肝素預防心內血凝塊導致的動脈栓塞等。肝素的主要不良反應是易引起自發性出血，表現為各種黏膜出血、關節腔積血和傷口出血等。少數患者可能發生肝素誘導的血小板減少症（肝素治療中的一種嚴重併發症）。

2.與抗凝血藥有交叉作用的藥物

有些藥物可以對抗抗凝藥的作用，而另一些則可增強抗凝作用。用抗凝血藥的患者，如需用其他藥物，應先告訴醫生，尤其是阿司匹林或含有阿司匹林成分的產品，包括感冒藥、止痛藥、維生素、補品、草藥或營養補充劑、安眠藥和抗生素。同時，也應問醫生，有關煙草和酒精可能對您造成的影響。

注意：未得到醫生許可時，絕不能停止服用醫生規定的藥物！

3.使用抗凝血藥時必須做血液檢測

抗凝血藥的作用因人而異，甚至在同一個人，不同的時間，抗凝劑的作用也不同。因而服用抗凝血藥物時，需要定期驗血，這有助於醫生更好地控制用藥的劑量，並減少用藥造成的副作用。在開始用抗凝血藥時，需要頻繁地調整劑量，直至找到適合患者的正確劑量

為止。

血液測試的類型

服用華法林患者的血液測試指標為凝血酶原時間（PT），即測試血液凝結所需要的時間（以秒為單位），結果以國際標準化比值（INR）來報告。通常INR的正常範圍是2.0～3.0。服用華法林的患者應每個月（每4周）測一次凝血酶原時間。

應用肝素患者的血液測試指標為部分促凝血酶原激酶時間（PTT），以秒計算。在測試過程中，醫生需要少量的血液樣本。應按醫生的指示採取血液樣本。

③ 服用抗凝血藥患者的注意事項

1.維生素K的攝入量：富含維生素K的食物會降低抗凝血藥的效果。綠色蔬菜，如綠花椰、白菜、菠菜中含有天然的維生素K。其他含有豐富維生素K的食物包括魚、肝臟、扁豆、大豆和某些植物油。應用抗凝血藥的患者食用此類食物時，應注意不可過量。

2.告知朋友和家人：要讓家人和同事瞭解您的病情（包括正在服用的抗凝血藥）、可能出現問題的跡象、醫生的姓名以及聯絡的電話號碼。在緊急情況下，他們能夠聯繫到您的醫生，使您能得到及時的治療。

3.其他的醫療問題：最常見的是牙病。如果需要治療牙病，一定要告訴牙科醫生您正在服用抗凝血藥，牙科手術前幾天可能需要停止服用抗凝血藥。必要時，需要與心臟科醫生共同處理。如果您將外出

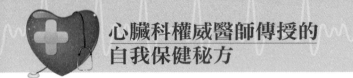
一段時間，也要告訴醫生，如果需要，他們將給您介紹另一位醫生。

4.**注意觀察服用抗凝血藥期間可能發生的症狀**：這些情況雖不常見，但很重要。通常應遵循醫生的建議，不需過度擔心。如果發現如下任一症狀，應立即就診：

- ●尿液呈紅色或深褐色。
- ●發現紅色、黑褐色或黑色的大便。
- ●月經的血量明顯多於正常。
- ●非常嚴重或長時間的頭痛或腹痛。
- ●出血（如牙齦或鼻子出血）。

5.**患其他疾病時對抗凝血藥的耐受性可能降低，應及時看醫生。**

如果有下列情況，也應告訴您的醫生：

- ●皮膚上有淤傷或「血皰」。
- ●可能懷孕。
- ●意外受傷。

6.**隨身攜帶緊急醫療卡**：應用抗凝血藥的患者應該有個緊急醫療卡，並隨身攜帶，卡上列出診斷概況，應用的抗凝劑的名稱、劑量和用法，醫生的姓名、電話號碼和地址。

第十四章
冠狀動脈腔內成形術和支架置入術及其注意事項

病例

　　一位52歲的男性，因勞累後胸痛一個月被送來醫院。他有高血壓和冠心病的家族史。體檢：血壓146/98毫米汞柱。心臟檢查無明顯異常。肺部無特殊發現。休息時心電圖顯示正常，但自行車運動測試顯示：心前壁導聯ST和T段異常。臨床診斷為高血壓和冠心病。第二天作了冠狀動脈造影，顯示左前降支冠狀動脈中段明顯狹窄，進行了冠狀動脈腔內成形術和支架置入術。

　　冠狀動脈腔內成形術是治療冠心病的方法之一，又稱經皮冠狀動脈介入治療或PCI。冠狀動脈腔內成形術是用一根小的、可靈活彎曲的管子（稱為心導管），擴張（打開）冠狀動脈的明顯狹窄處。

　　大多數接受冠狀動脈腔內成形術的患者可能還需要置入支架。支架是一個小的，像彈簧的裝置。將支架放置在已擴開的狹窄處或阻塞處的過程通常稱為冠狀動脈內支架置入術。支架可保持血管原有狹窄處的打開狀態，從而降低此處發生再狹窄或阻塞的風險。

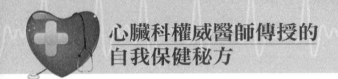
① 冠狀動脈腔內成形術和支架置入術前的準備

冠狀動脈腔內成形術和支架置入術可使冠心病患者緩解症狀，提高生活品質，並可防止發生心肌梗死。對已有過心肌梗死的患者，可預防再一次發作，以免進一步損害心臟。

在進行冠狀動脈腔內成形術之前，醫生將向患者解釋為什麼需要做這種手術，如何進行手術，以及可能發生的風險。

1.冠狀動脈腔內成形術和支架置入術的風險

通常冠狀動脈腔內成形術是安全的，但它是一種進入體內的侵入性手術，所以仍有一定的風險。這些風險包括出血、感染、對用於X射線攝像的造影劑的過敏性反應、血管損傷、中風和腎衰竭。偶爾經治療的冠狀動脈可能受到損害，導致心肌梗死，而需要緊急心臟搭橋手術，甚至有生命危險。

嚴重事件的風險取決於許多因素。在大多數做冠狀動脈成形術的患者中，需要急診手術或死亡的風險非常低。

根據患者的病情，進行冠狀動脈成形術的患者可能在手術後當天就能回家，也可能需要住院。所有患者在手術前一天晚上的10點後不能再進食。在手術之前，醫生可能讓患者服用一些必需的藥物，包括阿司匹林和其他治療心臟病的藥物，但不可服用其他藥物（如某些治療糖尿病的藥物、利尿藥等）。患者一定要明確地知道，手術之前需要服用哪些藥物，不可服用哪些藥物。

如果您曾經有過對X射線造影劑過敏或其他任何過敏反應的歷

史，一定要告訴醫生。在手術之前，可能需要用某些藥物，以幫助減少嚴重過敏反應的風險。

2.進入心導管室

進入心導管室後的程序，請參閱第十二章。

2 冠狀動脈腔內成形術和支架置入術的過程

在手術前，醫生可能給患者服用一片鎮靜劑，幫助放鬆，避免緊張。在手術操作過程中，患者是清醒的。

1.冠狀動脈腔內成形術

做冠狀動脈腔內成形術時，先在腿部或手臂的皮膚上作一個小的切口，將一根引導導管從切口插入，經導引導管送入冠狀動脈成形術導管，即將一根頂端有一個微小氣囊的動脈導管經引導導管送到冠狀動脈腔狹窄處。在手術過程中，醫生可通過X射線影像觀察導管的進程，當心導管的球囊部分達到冠狀動脈有狹窄或堵塞處時，給氣囊充氣。氣囊充氣的壓力可壓縮動脈硬化斑塊，使狹窄的冠狀動脈擴張。根據需要，氣囊可充氣數次，逐步達到減少狹窄以獲得冠狀動脈狹窄處擴張的最佳狀態。

2.置入支架

現在大部分血管成形術後立即置入支架。支架是一種彈簧樣的小

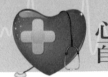
的金屬裝置。支架安裝在血管成形術導管球囊的表面，球囊導管將支架帶到冠狀動脈的明顯狹窄或阻塞處，對準動脈壁明顯狹窄或阻塞處的斑塊，當球囊充氣時，打開支架。然後抽出球囊中的空氣，並拔出球囊導管，支架則固定在已被擴張的原病變處，用以保持動脈開放。

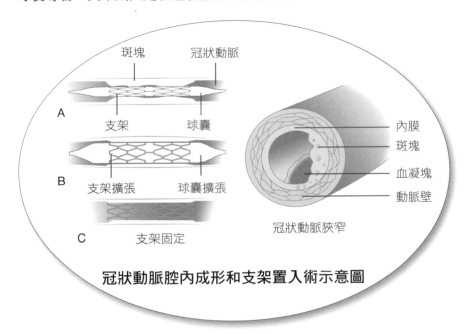

冠狀動脈腔內成形和支架置入術示意圖

　　整個操作過程可能需要持續15～30分鐘，有時可能需要1小時或更長的時間。大多數患者可在一天後回家。

3 冠狀動脈腔內成形術和支架置入術期間的用藥

　　在手術之前，醫生可能會給患者服用氯吡格雷。氯吡格雷是一種

類似阿司匹林的藥物，可降低血的黏稠性。手術後，可能需服用氯吡格雷類數周或數月，醫生將根據情況而定。

在血管成形術中，為了降低血液黏稠性，可能需用血小板 II b/III a 抑制劑治療，以減少血塊形成導致操作過程中出現問題的機會。

支架置入後可能出現的問題是再次發生狹窄，即所謂的動脈再狹窄。為了預防再狹窄，可以用藥物洗脫支架（未用藥物塗層的支架稱為裸金屬支架）。這種類型支架的表面塗有可在血液中緩慢釋放的藥物，它們有助於保持血管通暢。

④ 冠狀動脈腔內成形術後要注意什麼？

經皮冠狀動脈腔內成形術完成之後，患者將被送到血管成形術後的特殊病房。冠狀動脈腔內成形術後幾個小時，血液稀釋劑的作用已經消失，放在腹股溝或手臂上的鞘將被移除。醫生需要按壓穿刺部位較長時間，然後將敷料或沙袋放置在穿刺部位，這有助於動脈上的穿刺孔閉合。患者需要平臥，保持穿刺的腿或手臂不動達數小時，以確保穿刺孔部位的閉合。

醫生也可能會使用血管閉合裝置密封在動脈的穿刺孔。使用了這種裝置的患者可以坐起來，並且在術後幾個小時即可走動。

1.回家後的注意事項

在冠狀動脈腔內成形術之後的1～2天，患者要避免提重物或劇烈運動。此後，許多患者可恢復正常的運動，包括性生活。如果患者最

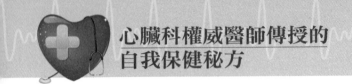

近有過心肌梗死，應該逐漸恢復運動。

　　注意：在罕見的情況下，動脈穿刺孔可能沒有完全閉合或發生感染，如果患者發現穿刺部位有明顯的疼痛、壓痛或腫脹，應立即就診。幾天內，穿刺部位有一點腫是正常的。

2.其他注意事項

　　在冠狀動脈腔內成形術之後，為了防止形成血凝塊，需服用一種或幾種血液稀釋藥物，如阿司匹林和氯吡格雷。按照醫生的建議，按時服用抗凝血藥物非常重要。阿司匹林通常被推薦終身應用；而氯吡格雷通常需要根據患者所用支架的類型，在手術之後用1～12個月。氯吡格雷可能有副作用，所以要定期進行血液檢查。在沒有得到醫生的許可之前，不能以任何理由停止使用抗凝血藥物。

　　沒有心臟病科醫生的批准，手術後的4周內不能做磁共振成像（MRI）檢查，但是金屬探測器不會影響支架。

　　所有患者都應該與醫生合作，改善生活方式和減少會加重冠心病的危險因素，如戒煙，及控制高血壓、體重、高血膽固醇、糖尿病等，這可以幫助減緩，甚至停止冠狀動脈疾病的進展。

第十五章
心臟起搏器置入及其注意事項

 病例

> 一位85歲的男性，因為間歇性暈厥兩周，住入醫院。無胸痛和高血壓，有冠狀動脈疾病的家族病史。體檢顯示：脈率是每分鐘40次，呼吸頻率為每分鐘22次，血壓是120/60毫米汞柱。心臟的界限大小正常，無明顯的雜音。心電圖顯示完全性房室傳導阻滯。他接受了冠狀動脈造影和置入心臟起搏器。

置入心臟起搏器的患者應對心臟起搏器的基本知識和注意事項有所瞭解。

 心臟的傳導系統和人工心臟起搏器

1.心臟的傳導系統

心臟是維持我們生命的重要器官，在前面的章節中，已介紹了心臟的結構和功能。心臟的自然起搏器稱為竇房結，由此產生的電脈

衝使心臟跳動，泵出血液。起搏細胞發生的電脈衝沿著肌肉壁中一定的電傳導路徑（稱為傳導系統）向下傳導，引起心臟收縮。心臟傳導系統是指心臟壁內由特殊心肌纖維組成的傳導系統，由竇房結、房室結、房室束、左右房室束分支和分佈到心室乳頭肌和心室壁的許多細支組成。心臟傳導系統的細胞有起搏細胞、移行細胞和浦肯野纖維。

在正常的傳導系統，從竇房結發出的規律的電脈衝傳導到達心肌壁，使心臟有規律地收縮和舒張，泵出血液。有些疾病損害了心臟的自然起搏功能，使竇房結不能產生正常的電脈衝，或電脈衝不能傳導到心肌，心臟不能正常有規律地收縮和舒張，導致心臟泵血功能降低，不能滿足身體代謝的需要，甚至發生暈厥。

改變心臟節律的問題包括：心臟的電脈衝通路完全阻斷，心跳速率太慢，心跳節律不規則。

2.人工心臟起搏器

如果患者感到心臟跳動有時正常，有時過於緩慢或過快，並有頭暈、無力甚至暈厥的症狀，應該立即就醫。經過檢查，如果確定有心臟傳導系統疾病，醫生可能會建議患者置入人工心臟起搏器。在人體的自然起搏器——竇房結不工作時，人工心臟起搏器會替代竇房結，發出電脈衝，使心臟有規則地跳動，泵出足夠的血液，滿足身體代謝所需要的氧氣和營養。

人工心臟起搏器系統有兩個部分：一台發電機（心臟起搏發生器）和導線。心臟起搏發生器是一個小型電池供電單位，它產生的電脈衝可啟動心臟跳動。電脈衝發生器通過一個小切口被置入在患者胸

部的皮膚下，連接在電脈衝發生器的導線可通過靜脈送到心臟，電脈衝通過導線到達心肌，並按心臟自然起搏器的電脈衝數，規律地啟動心臟跳動。

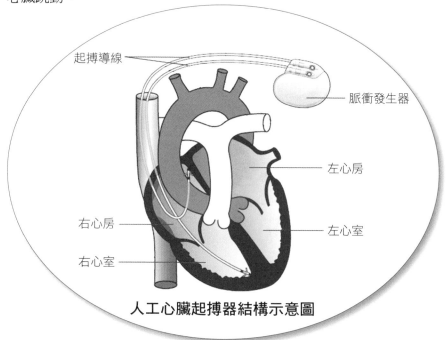

起搏導線

脈衝發生器

左心房

右心房

左心室

右心室

人工心臟起搏器結構示意圖

與其他任何電子設備一樣，電池的應用時間是有限度的，需要更換電池。更換電池的過程是個小手術，醫生會向您解釋。現代的人工心臟起搏器比早期的型號可持續應用的時間更長。

電池快耗盡時，人工心臟起搏器的電脈衝將會放慢，但不會馬上停止。醫生使用一種特殊的分析儀，可以檢測電池的電量和運行情況，並在患者發覺變化之前，就可以檢測到異常。如果您發覺心率突

然顯著地減緩，表明可能有更嚴重的問題，應立即就醫。

② 置入人工心臟起搏器的患者應注意什麼？

安裝有人工心臟起搏器的患者及其家人必須學會做下列的事情：

1.數脈搏並保持記錄

數脈搏是檢查心臟泵出血液是否正常的一個很好的方法。每一次心跳泵出的血液通過血管到達全身，就可產生一次脈搏。將手指放在手腕內側或頸部的動脈上，您可以感到動脈的搏動，這就是脈搏。每分鐘的脈搏數，就是心臟跳動數。應該數整整一分鐘（60秒鐘）的脈搏數，看它是否在您的心臟起搏器可接受的範圍內。醫生會告訴您心臟起搏器啟動心跳每分鐘應該多少次。將您的脈搏數記在卡片上。如果您的脈搏非常慢或非常快，應立即就醫。

大多數人工心臟起搏器只有在需要的時候才工作，它們被稱為按需型心臟起搏器。按需型起搏器有一個感應裝置，當心臟跳動的速度超過一定速率時，感應裝置就關閉，當心臟跳動的速率比心臟起搏器的速度慢時，感應裝置會恢復起搏器的速率。按需型起搏器以這種方式工作，既安全，又可節省電源。

下列的情況可幫助您判斷起搏器的功能是否正常：

●脈搏規律，速率在正常範圍內或以上，可以確定起搏器的功能正常。您不可能確定哪一次脈搏是來源於心臟的自然起搏點，哪一次脈搏是人工心臟起搏器的電脈衝啟動的。

●如果您的心臟跳動速度接近或在可接受的範圍內，但偶爾不規律，不必擔心。

●如果您的脈搏速率突然下降到低於可接受的範圍，或突然明顯地增加，應立即就醫。可能要重新調整起搏器的程式，以恢復它的正常工作，或者可能有一些其他要處理的問題。

●如果您是因為快慢綜合症而安裝心臟起搏器，您的脈搏每分鐘超過120次和（或）不規則時，應立即就醫。

●如果您脈搏的速度比以前快，但每分鐘低於100次，請不要驚慌。在出院以前，應該瞭解您的起搏器可接受心率的下限和上限，以避免不必要的擔憂。

2.按時服藥

遵循醫生的指示，按時服藥非常重要。因為藥物與心臟起搏器的共同作用，可幫助心臟有規律地泵血。應該保持一份每天服藥的記錄。

3.遵守醫生關於飲食和身體活動的建議

●患者置入心臟起搏器後，約需要8周才能完全恢復，起搏發生器和導線可以堅實地固定在原位。在恢復期間，應避免突然的跳躍或劇烈運動，否則可能導致起搏發生器移位。

●避免壓迫安置起搏器的部位。裝有起搏器的患者，在局部傷口癒合後可以用浴缸洗澡和淋浴。

●裝有心臟起搏器的患者可安全地乘汽車、火車或飛機，也可繼

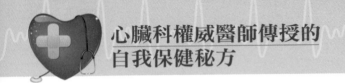
續正常的性生活。

●每天進行適當的運動，如散步等，有助於血液循環。如果您不能確定活動量，可尋求醫生的指導。一般來說，您能夠進行所有正常的活動。

●活動不要過度，適量的活動會讓您的感覺更好，而不產生異狀。

●安裝有人工心臟起搏器的患者不能進入磁共振成像檢查室，也不能進行磁共振成像檢查。除非安裝的是最新的防磁的心臟起搏器。

●如有以下情況，應該立即就醫：呼吸困難，體重增加，發現下肢、腿和踝關節腫脹，無力、黑矇或有頭暈。

醫生會對所有安裝了人工心臟起搏器的患者進行隨訪，可以通過心臟起搏器監測儀檢查心臟起搏器的工作情況。

4.讓其他專科醫生知道您裝有人工心臟起搏器

當您因其他疾病需要就診時，應讓該科醫生知道您裝有人工心臟起搏器。

現代的人工心臟起搏器有保護避免在日常生活中可能遇到的其他類型電氣設備干擾的裝置。家用電器，如微波爐、電視機、收音機、音響、吸塵器、電動掃帚、電熱毯、電刀、吹風機、刮鬍刀、園藝機械、烤麵包機、食品加工、開罐器等，都不會影響人工心臟起搏器的功能。大多數辦公和工具店的設備，如電腦、打字機、影印機、木工車間工具和金屬加工工具，對人工心臟起搏器也沒有影響。

如果您懷疑您的心臟起搏器受到干擾，只需搬走或關閉干擾它的

設備即可。即使有干擾，也不會永久損壞您的起搏器，干擾去除後，即可恢復正常活動。向您的醫生諮詢有關特殊情況，例如需在高電流設備或有強大的磁場處工作。發電設備、焊接設備和強大的磁鐵，如某些類型的醫療設備（磁共振顯像設備或電機）會抑制脈衝發生器。在這些設備附近工作的患者應該知道，他們的心臟起搏器可能無法在這些條件下正常工作。

5.隨身攜帶醫療卡

患者應隨身攜帶醫療身份卡，卡上的資訊包括姓名、地址和電話號碼，起搏器的類型、導線類型、製造商、節率、模式和序列號、置入的日期、醫院名稱及其電話、地址，以及現在正在服用的所有藥物的詳細情況。萬一發生意外時，您的醫療卡可以使幫助您的人知道您安裝有心臟起搏器。

乘飛機旅行時，機場的金屬探測設備可以檢測到您的心臟起搏器中的金屬，但並不會損壞起搏器。出示您的醫療卡可以為您節省一些不便的麻煩。

6.保留您的藥物清單

保留您正在服用的所有藥物的清單，包括非處方藥物。

7.定期檢查

應定期到醫院檢查，瞭解導線和電池的工作情況，以確保人工心臟起搏器正常工作。

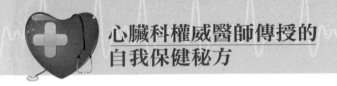
　　人工心臟起搏器挽救了很多人的生命，並提高了患者的生活品質。心臟起搏器通常是安全可靠的，但確實需要定期進行檢查。檢查心臟起搏器最簡單的方法是數脈搏。同時，按時服藥和定期復查也是很重要的。

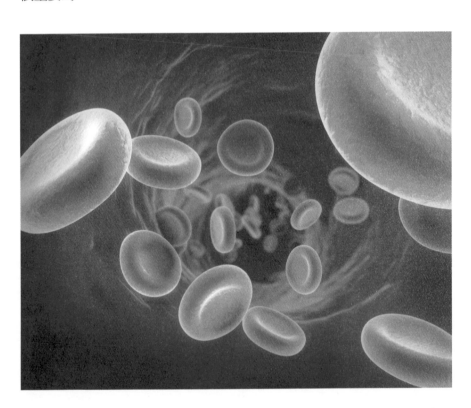

第十六章
冠狀動脈搭橋手術及其注意事項

病例

一位56歲的男性，因胸部疼痛兩個月，最近有時在休息時間也發生胸痛，因此前來住院治療。體檢結果顯示：脈搏每分鐘80次，規律。血壓156/96毫米汞柱。心臟大小正常，無雜音。肺正常。心電圖顯示：心臟的前壁和下壁呈缺血性改變。冠狀動脈造影顯示：右冠狀動脈與左冠狀動脈前降支動脈有嚴重狹窄。診斷為冠心病多支病變和高血壓。他在醫院接受了冠狀動脈搭橋手術（旁路移植手術）。一周後出院，情況很好。

1 為什麼需要冠狀動脈搭橋手術？

由於斑塊導致冠狀動脈狹窄時，達心臟肌肉的血液明顯減少。當心臟得不到需要的血流量時，可能出現疲勞、胸悶或壓榨樣的胸痛（心絞痛）等症狀。

未經治療的冠心病可能會致命。血塊可能會突然阻塞冠狀動脈的血流，導致部分心臟肌肉永久性損傷，這就是所謂的心肌梗死。

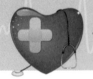
　　如果患者的冠狀動脈病變很嚴重，或有數支冠狀動脈有病，醫生可能建議做冠狀動脈搭橋手術（冠狀動脈旁路移植術，CABG）。此手術將創建新的路徑，越過冠狀動脈的堵塞處，將血液送到心臟肌肉，從而改善心臟的血液供應。

　　冠狀動脈搭橋手術有很多好處，可消除胸部疼痛或不適、疲勞等症狀，並可減少一些用藥，提高患者的生活品質，延長壽命。

❷ 什麼是冠狀動脈搭橋手術？

　　冠狀動脈搭橋手術中，醫生需要從患者身體的其他部位取一段動脈或靜脈，這些血管為用以移植（嫁接）的血管。移植血管的一端接到主動脈，另一端直接連接到冠狀動脈阻塞部位的遠處。血流可以通過這個管道繞過動脈的狹窄或閉塞處，到達心臟肌肉。

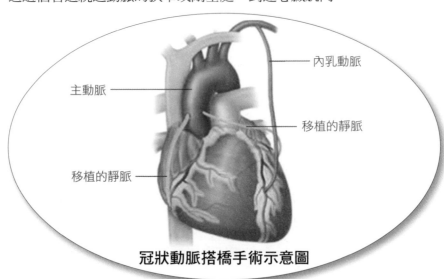

冠狀動脈搭橋手術示意圖

　　大多數冠狀動脈搭橋手術移植的血管取自胸廓裡面沿胸骨的動脈（內乳動脈/胸廓內動脈）。如果使用靜脈，最常用的是大腿部的大隱靜脈，有時也取腿或手臂背面的靜脈，還可以應用某些腹部的動脈。這些動脈或靜脈被移除後，身體可重新安排由其他動脈或靜脈供應該區域所需的血液，不會影響被移除血管供血區域的血液供應。

③ 冠狀動脈搭橋手術的過程

　　施行冠狀動脈搭橋手術前，患者有焦慮的感覺是正常的，多瞭解手術的過程可能會減少患者許多的擔憂。各個醫療中心的住院手續和手術方法可能各不相同，醫院的工作人員會回答您提出的各種問題。

1.術前檢查

　　心導管檢查與冠狀動脈造影（詳見第十二章）是確定有否需要進行冠狀動脈搭橋手術必需的檢查。手術之前，為了確定患者的身體情況是否可以承受冠狀動脈搭橋手術，需要做一些測試，其中可能包括血液和尿液檢查、胸部X光和心電圖。根據需要還可能做其他心臟和肺功能的測試。

2.手術組的成員

　　手術醫生包括負責做手術的心外科醫生（通常稱為主刀醫生），及1～2位輔助手術的心外科醫生（稱為助手）。他們將根據患者的病情，討論手術操作的細節，也會向患者進行詳細的解釋，並回答患者

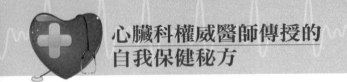

提出的問題。

除了手術醫生外，還有麻醉醫生，他將評估患者的全身情況，負責手術前、手術操作過程中的麻醉，以及手術後的醫療。

護士在整個手術過程中也非常重要，她們讓患者盡可能地舒適，給患者重要的資訊，回答患者提出的問題，並負責抽血、插入靜脈導管，進行患者術中和術後的護理。

3.手術前的準備

患者在手術前應進行淋浴，清洗身體，這有助於消除皮膚上的細菌，減少感染的機會。護士會為患者清潔胸部，剃除體毛，這有利於消毒。

手術前，應取下患者身上所有的物品，包括眼鏡、隱形眼鏡、義齒（假牙）、手錶和珠寶，交由家屬保管。

大約在手術前1小時，醫生會給患者使用一些藥物，使其放鬆和易於入睡。

注意：詢問醫生，接受手術前數天是否可以繼續服藥，或需要停服哪些藥。

4.冠狀動脈搭橋手術期間

患者進入手術室後，麻醉醫生會給患者做全身麻醉，藥物可讓人睡眠，在手術過程中患者沒有知覺。

為了到達要進行手術的心臟，在胸部作一切口，然後將胸骨分開，並用一器械使胸骨在手術期間保持開著。絕大多數冠狀動脈搭橋

手術中會使用心肺機。這台機器臨時接管手術期間心臟的泵血工作。然後將移植血管作為冠狀動脈橋，連接到主動脈與冠狀動脈梗阻部位的遠端。

冠狀動脈搭橋手術通常需要3～6小時。時間的長短取決於必須做些什麼。醫院有地方可以讓患者的家人和朋友在手術過程中等待。如家人不在醫院指定的地點，要讓醫生知道他們在哪裡，以便需要時能找到他們。

在手術後一兩個小時內，可能會允許家屬在恢復室或重症監護病房簡短地看望患者。此時患者可能仍在睡眠中。

5.冠狀動脈搭橋手術後

手術之後，患者會被送入恢復區或重症監護病房（ICU）。等麻醉藥的作用消除後，患者就會醒來。患者剛醒時，可能無法移動腿或手臂，但在很短的時間內，身體就會完全恢復知覺。

患者在加護病房中，靜脈輸液管仍會保留，以便於用藥和液體，或抽取血液樣本；還有導連線等連接到患者的身體上，幫助醫院的工作人員監測患者的血壓、心電圖等指標。

在手術中，醫生會在患者的胸部建立一個或幾個引流管，用於引流出傷口周圍的液體。從嘴部插入氣管插管，有助於患者的呼吸。氣管插管會使患者暫時不能說話，但不會傷害氣管。護士會用其他溝通方式與患者交流。上述術中的處理，術後仍需保留。通常於手術後24小時內拔出氣管插管。

手術後的患者會先被送到重症監護病房。監護病房的環境可能不

利於休息，但患者只是在短時間的觀察期內在此，等病情穩定後，即會轉到安靜的病房。

手術後很多患者可能會發燒，出現出汗等不適的症狀。必要時醫生會用一些藥物幫助患者減輕症狀。

手術後，氣管插管被拔除後，患者即可飲用一些液體。醫生會告訴您什麼時候可以恢復正常的飲食。

患者在手術後一兩天之內就可以下床，坐在椅子上，並能在醫生的指導下儘快地在房間裡慢慢地走動。在幾天之內，即可用淋浴洗澡和洗頭。患者胸部、腿部的手術切口處可能會有疼痛，但不劇烈。醫生可能會給予一些藥物，以幫助減輕疼痛。

4 冠狀動脈搭橋手術患者的康復

1.肺功能的恢復

做深呼吸可幫助肺功能恢復。有分泌物時，應立即咳出，可降低肺部感染的機會。咳嗽的動作會引起傷口的疼痛，但不會傷害切口或搭橋的血管。所以不必有顧慮，應大膽地咳嗽，儘量排出呼吸道的分泌物，這對預防肺部感染非常重要。在胸部墊一個枕頭，並找到最舒適的位置，會使咳嗽更容易。護士也會幫助您。

2.傷口的護理

手術後幾天，患者胸部、腿部的切口（切口的數量和長度取決於

醫生所用的移植血管，有些患者可能只需從單側腿部取一支靜脈，而另一些患者可能需要從兩側腿部取靜脈）就可暴露在空氣中，這有利於傷口乾燥和癒合。幾天後，患者就可正常地洗浴。

大約手術後1周，醫生將為患者拆除胸部傷口表面的縫線。再過幾天後，拆除腿部的縫線，膠帶常放置在已閉合的切口的皮膚上。在這種情況下，膠帶應保留一定的時間。手術傷口需要大約6周才能完全癒合，在這段時間內，患者應避免提重物。傷口表面皮膚的顏色會逐漸改變，從紫色到紅色、粉紅色，需要幾個月的時間才能恢復正常。

3.腿部的腫脹

手術後，採取移植靜脈的腿或腳踝可能腫脹，站立時也可能有燒灼感。可以穿彈性襪以促進血液循環，減輕腫脹。

4.術後活動

散步可幫助採取移植靜脈的腿的血液循環，也有助於心臟的康復。在手術後的住院期間就可開始走路，最初可在大廳裡進行短距離的散步，然後逐漸增加運動量。

冠狀動脈搭橋手術後，患者一般需住院4～6天，時間長短取決於是否有併發症及恢復情況。

5.出院後的注意事項

●冠狀動脈搭橋術後的患者可能怕出院後沒有醫生和護士的照看不安全，並由此感到不尋常的緊張。您應該相信醫生，只有在您的身

體情況達到出院標準時，才會讓您回家。

●剛出院時，患者會感到虛弱、無力，這是因為傷口的癒合需要大量的能量。手術後，體力的恢復需要3～4周。

●出院後短期內應避免旅行。如果必須乘坐公車、火車或飛機，需要特別安排，如可提前上車或上飛機，或用輪椅接送。患者在出院後，需要等待幾周後才可以嘗試自己開車。

●規律的日常生活：按時作息；每天洗澡或淋浴；白天有間斷的小憩；在活動後要有休息。

●改變飲食習慣：如果以前對飲食注意得不夠，現在則應該改為健康的飲食習慣，少吃含飽和脂肪、反式脂肪、膽固醇和鹽的食物（詳見第二章）。

●按時服藥：必須按照醫生的規定按時服藥。使用任何非處方藥物，如阿司匹林或布洛芬，應經過醫生的批准。

●復診：手術後，應根據醫生的規定按時復診。

注意：如果傷口部位出現紅腫或有滲出，或有以下情況，應該立即就醫：發熱，畏寒，疲勞加重，呼吸急促，腳踝腫脹，體重幾天內增加了2公斤以上，心率或心律改變，以及任何其他不尋常的跡象或症狀。

●運動：有規律的運動有利於血液循環，是恢復體力一個很好的方法，但不要在氣溫過高或過低的天氣裡運動。任何活動之後一定要休息。早上步行幾個街區後，回家可小睡片刻，使您有更多體力進行較長時間的活動。因為胸部有傷口，不要提過重（2公斤以上）的物體。可以做一些簡單的家務勞動和一些羽量級的工作，逐步恢復正常

生活。

●處理好抑鬱症：心臟搭橋手術後的患者，有抑鬱情緒是常見的，應及時與家人或親密的朋友交流您的感受。情緒抑鬱嚴重的患者需要到有關的專科就診。

●生活方式的改變：手術後，一些患者可能需要改變某些生活方式或習慣，以減少心血管病的危險因素：

＊不吸煙並避免被動吸煙。

＊有高血壓的患者應使血壓保持在140/90毫米汞柱以下，糖尿病或腎臟疾病患者的血壓應低於130/80毫米汞柱。

＊保持血液膽固醇水準低於200毫克/分升（5.2毫摩爾/升），低密度脂蛋白膽固醇低於100毫克/分升（2.6毫摩爾/分升）。

＊運動：每週至少有2.5小時中等強度的運動，如快走。

＊保持健康的體重，避免超重或肥胖。

＊糖尿病患者應很好地控制血糖，儘量使血糖保持在正常水準。

＊按醫生處方吃藥，保留您目前服用藥品的清單。

＊保持樂觀的生活態度，避免情緒激動。深呼吸、默想、坐禪或散步有助於緩解激動的情緒。

●返回工作崗位：在辦公室工作或進行低強度運動的患者，通常在術後4～6周可恢復工作。從事繁重體力工作的患者，則需要等到術後6周以後才能恢復工作。

●恢復性生活：當患者感到體力已恢復正常後，可以恢復性生活。如果有疑慮，可請教您的醫生。

●牙科治療：除非醫生說需要採取特別的預防措施，否則患者在

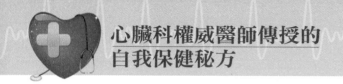

牙科治療過程中，可能不需要服用預防性藥品。但正在服用阿司匹林、香豆素或雙嘧達莫（潘生丁）的患者，在做任何牙科治療之前，一定要告訴您的牙科醫生，因為可能出現出血的情況。

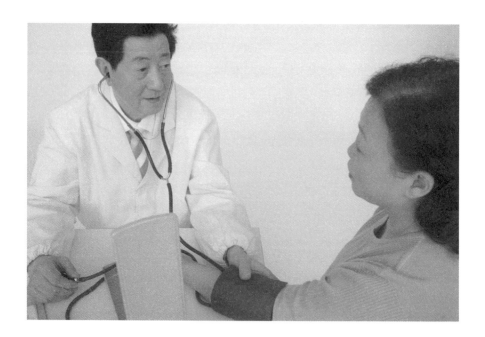

第十七章
心臟瓣膜手術及其注意事項

 病例

　　一位34歲的女性，因心悸半年，氣短兩周入院。年輕時有發燒和關節疼痛、紅腫的歷史。體檢顯示：體溫36.8℃，面頰部潮紅，脈搏每分鐘90次，呼吸每分鐘24次，血壓110/82毫米汞柱。心臟略向左下增大，在心尖區有明顯的收縮期和舒張期雜音。肺無異常發現。心電圖顯示竇性節律，心率每分鐘90次，呈二尖瓣型P波。臨床診斷為風濕性心臟瓣膜病、二尖瓣狹窄和關閉不全。她需要做心臟瓣膜置換手術。

　　心臟瓣膜是保持心臟正常功能的重要組成部分，如果因病變而失去正常功能，需要進行心臟瓣膜手術，以恢復心臟瓣膜的功能，幫助改善患者的生活品質。

　　醫生會向您解釋關於手術和康復的細節。本章可以幫助您瞭解一些關於心臟瓣膜手術的基本常識。

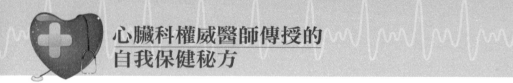
1 心臟瓣膜的功能

　　心臟的瓣膜就像我們屋內大小房間之間的門。心臟有四個瓣膜，即肺動脈瓣、主動脈瓣、二尖瓣和三尖瓣。瓣膜的功能是在心臟的收縮期開放，確保血液可通過瓣膜向前流動；在心臟的舒張期，它能很好地關閉，防止血液倒流回原心腔。

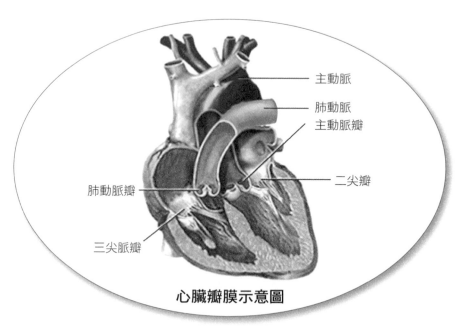

主動脈

肺動脈

主動脈瓣

二尖瓣

肺動脈瓣

三尖脈瓣

心臟瓣膜示意圖

2 心臟瓣膜病

　　因為心臟瓣膜疾病，如風濕熱或細菌感染（感染性心內膜炎），或先天性的原因，使瓣膜受到破壞，以後會形成瘢痕，瓣膜的組織變

厚和變硬，導致瓣膜不能正常地打開，阻礙血液向前流動，就稱之為狹窄。當心臟瓣膜變得薄弱或拉長時，則不能很好地關閉，稱為關閉不全。

疾病導致心臟瓣膜功能障礙，必然增加心臟的工作量。為了彌補其額外的工作量，早期可導致心肌肥厚，後期心臟可能擴大，最終心肌無力收縮，發生心力衰竭。

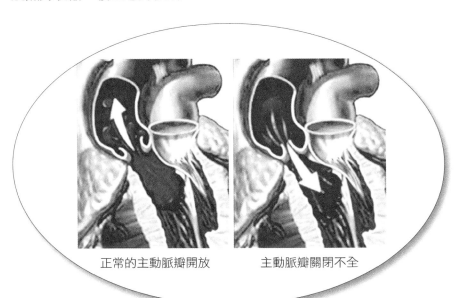

正常的主動脈瓣開放　　　　主動脈瓣關閉不全

3 心臟瓣膜病的治療

有多種方法可糾正或改善有病變的瓣膜的功能。醫生將根據患者的年齡、瓣膜病變的嚴重程度、瓣膜的大小、是否為育齡女性等情

況，以及患者本人的意願和患者採用抗凝血藥物的能力等，選擇適合每位患者的最佳治療方案。

1.外科治療的方法

瓣膜修復：對某些條件適合的患者，外科醫生可用手術方法修復瓣膜，使其恢復正常的功能。

瓣膜置換術：如果瓣膜的變形或損害嚴重，不能用手術方法修復，則需要用人工瓣膜替換有病的瓣膜。

人工瓣膜有生物瓣和機械瓣。由人體或動物組織製成的瓣膜，通常稱為組織瓣，又稱生物瓣。組織瓣膜與自身瓣膜非常相似，不需要用抗凝藥防止血液在人工瓣上凝固，但耐久性較機械瓣差。用特殊材料製成的瓣膜，稱為機械瓣。機械瓣膜的優勢是耐用性好，但是需要終身用抗凝血藥物，因此需要例行進行實驗室檢查和體格檢查。

2.手術前

因為要進行心臟手術，患者感覺緊張是正常的，瞭解手術過程，可能會減少焦慮。

患者通常需要在手術前一天住院。醫護人員將向患者說明一些有關手術的事，並為您做手術前的準備。

手術組成員包括心外科醫生、麻醉科醫生、護士，這些醫護人員在手術中和手術之後都會很好地照顧患者。

手術之前，患者可能需要一些例行檢查，包括心電圖、超聲心動圖、胸部X光片和血液檢查，並需配血，以備在手術過程中需要輸血。

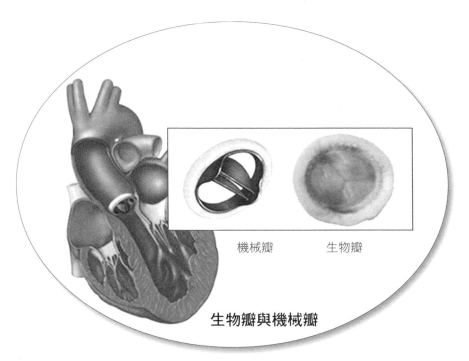

機械瓣　　　　生物瓣

生物瓣與機械瓣

3.進入手術室

　　手術前，應把患者的眼鏡或隱形眼鏡、義齒、手錶、首飾、衣物等交給家人保管，特別是隱形眼鏡和義齒，切不可帶進手術室。

　　護士會為患者清潔胸部，剃除體毛，以便消毒。

　　在手術室，麻醉醫生會為患者麻醉，讓其進入深度睡眠，在手術中沒有任何痛苦和記憶。這些手術通常需要3～4小時。手術時間的長短取決於手術的複雜程度。

　　在手術過程中，患者的家屬應該留在指定的休息室等候，以便術中有事時醫生與患者家人能及時商討。

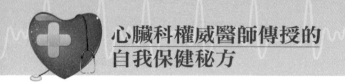

4.手術後

● 手術結束後，患者將被送到重症監護病房（ICU）或恢復室。重症監護病房中有特殊的設備可監測患者的恢復過程，並且在任何時候都有醫護人員照顧患者。

● 每個人從麻醉中清醒的時間不同，有的人需要1～2小時，大多數人則需要更長的時間。患者可能先聽到聲音或睜開眼睛，然後才可以活動肢體。不需要很長時間，患者的頭腦和身體就會恢復正常。

● 術中的氣管插管通常在手術後幾小時到24小時後拔除。插管是經過聲帶進入氣管的，會使患者感到不舒服，不能說話，但護士能以其他溝通方式瞭解患者的需求。

● 輸液管也會保留，以便用藥物或液體、採取血液樣本，並可監測心內壓力。

● 在手術中，會在患者的胸部建立一個或幾個引流管，以引流出傷口周圍的液體。引流管可能需保留數天。

● 有導連線和電極貼片連接到患者的身體上，它們可幫助醫務人員監測患者的血壓、心電圖等恢復健康的指標。

● 導尿管也可能被保留一段時間。

● 有時會在患者的胃內安放一根胃管，以防止腹脹或嘔吐。

5.家人探視

在手術後的45分鐘到1小時內，家人可短暫地探視患者。此時，患者可能未完全清醒。以後的探視將按照加護病房的規則安排。

其他手術後的注意事項，請參閱第十六章。

4 心臟瓣膜術後患者注意事項

1.術後用藥

　　抗凝血藥：置換機械瓣的患者在手術後，為了防止新的心臟瓣膜上有血液凝塊形成，需要用藥物（抗凝血藥）延長血液凝固的時間。因為這些藥物有增加出血的危險，故必須仔細地監測，其血液的測試方法稱為凝血酶原時間檢測。應用此藥的患者一定要嚴格按照醫生的指示，認真地按時用藥和檢測凝血酶原時間，絕不可隨意增減用藥的劑量。

　　其他藥物：手術後，患者應根據醫生的醫療處方調整用藥，加用其他任何藥物必須得到醫生的同意。

2.術後注意事項

　　修補和更換心臟瓣膜是非常安全的手術，但是手術後也可能會出現某些問題，重要的是要及時得到治療。

　　可能發生的某些症狀和體徵如下：

- ●突然出現與運動無關的重度氣短。
- ●不尋常的體重迅速增加，出現體液滯留或腳踝腫脹。
- ●發燒、疲勞，幾天後仍不好轉。
- ●異常出血。
- ●短暫的意識喪失。
- ●患者能感到的心臟瓣膜開放和關閉的正常聲音或搏動突然發生

變化，或正常的聲音或搏動突然消失。

●心臟跳動的速度和節奏突然發生顯著的變化。

如果發生上述症狀中的任何一種，應該馬上就醫，不要等待。即使到醫院後可能未發現特殊的問題，醫生也是會理解的。

為了預防萬一，患者應隨身攜帶可與醫生保持聯繫的電話號碼。家人和同事也應該瞭解患者的病情，知道在有緊急情況的時候應該與醫生聯繫或送往醫院。必要時可打急救電話，獲得緊急醫療服務。

3.術後生活

●性生活：修補或更換心臟瓣膜的患者，當感到體力已恢復正常後，可恢復性生活。如果有疑慮，可請教醫生。

●牙科治療：有心臟瓣膜損壞、修補或更換過心臟瓣膜的人有發生感染性（細菌性）心內膜炎（IE）的風險，這種感染發生在心臟的瓣膜或內膜上。患者在一些牙科手術之前（包括某些牙科的操作，可能涉及牙齦組織、牙齒或口內的其他軟組織，以及日常的專業性牙齒清洗），需要採用抗菌藥物。

●置換機械瓣的患者如果正在用抗凝血藥物，在做任何牙科治療之前，一定要告訴牙科醫生，因為可能引起出血。

●定期檢查：出院後，應該按照醫生的要求按時復診。等完全恢復後，也應定期進行健康檢查，每年至少需要一次。

●健康的飲食：健康而富含營養的飲食，對康復很重要（詳見第二章）。

●運動：有規律而適當的運動有利於血液循環，是恢復體力一個

很好的方法，但不要在氣溫過高或過低的天氣中運動。

●任何活動之後，一定要休息。早上步行幾個街區後，回家後可小睡片刻，以便有更多體力進行較長時間的活動。必要時，請醫生幫助制定適合的運動計畫。

●返回工作崗位：患者出院後的康復期平均為4～6周，因為4～6周後胸骨已經完全癒合。非體力勞動的患者在手術後4周即可恢復部分或全天工作。從事體力勞動的患者需要6周或更長的時間才能復工。醫生會告訴患者何時可恢復工作。

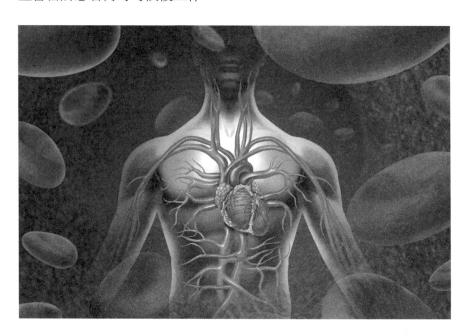

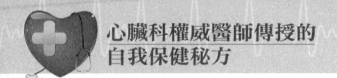
第十八章
心臟移植手術及其注意事項

病例

　　一位32歲的男性，因呼吸急促和小腿水腫明顯加重兩周住入醫院。3年前有心肌炎的歷史，半年前診斷為擴張型心肌病、心力衰竭，在家休息和用藥物治療。近兩周來症狀明顯加重。體檢：頸靜脈怒張。端坐呼吸，每分鐘28次。心率每分鐘110次。血壓100/60毫米汞柱。心臟界限明顯擴大。心尖區有4/6級收縮期雜音。兩肺底部有濕音。肝臟腫大。兩下肢明顯水腫。胸部X光片顯示心臟明顯擴大和肺淤血。超聲心動圖顯示心臟明顯擴大，符合擴張型心肌病與重度心力衰竭的表現。臨床診斷為擴張型心肌病，心力衰竭晚期。建議施行心臟移植手術（換心臟）。患者有幸接受了心臟移植手術，術後恢復良好，堅持服用抗排異反應的藥，定期復查，手術一年後，恢復了工作。

　　一些嚴重的心臟病患者雖然經過藥物等各種內科治療，心力衰竭仍不能得到改善，以致完全喪失了生活能力。心臟移植可能使此類患者恢復健康。

1 心臟移植手術之前的醫療評估

為了確定患者是否適合接受心臟移植手術，術前應接受醫療評估。

1.手術之前健康狀況評估的目的

●確定患者心臟病的嚴重程度，以及是否已接受過足夠的常規治療。

●確定患者在接受心臟移植手術後是否能夠長期生存，是否有很好的結果。

2.接受心臟移植手術的標準

多數可以接受心臟移植的人屬於以下兩種情況：

●年齡小於65歲，但有些70歲的患者也可能有資格。

●根據目前的心臟狀況，預期壽命不到2年的人。

3.不能接受心臟移植的常見原因

●患者有無法治癒的癌症。

●有腎臟或肺部疾病。

●有嚴重的糖尿病併發神經或腎臟的損害。

●有其他危及生命的疾病，如感染愛滋病病毒或患有愛滋病。

●吸煙、酗酒或使用非法藥物的患者，考慮心臟移植的機會會降低。

4.手術前的診斷測試

在做心臟移植手術前，患者需要接受以下實驗室和診斷測試：

● 血液檢查，包括腎功能、愛滋病病毒和肝炎測試。

● 胸部X光檢查。

● 心電圖檢查。

● 心導管：檢查冠狀動脈血流和心腔內壓力。

● 超聲心動圖檢查。

● 腹部和血管超聲檢查。

● 肺功能（呼吸）的測試。

5.術後注意事項告知

作為評估的一部分，移植團隊將告訴患者手術後必須遵循的事項。心臟移植將給患者第二次有更好的生活品質的機會，必需珍惜。為了使移植的心臟長期、健康地存活，患者必須終身接受醫療監護，包括：

● 終身服用藥物，以防止器官排異反應。

● 定期復查，可以幫助患者預防和治療併發症。

● 終身與移植團隊保持溝通。

6.評估結果

根據評估結果，如果患者符合心臟移植的標準，則被列入接受心臟移植的候選人，等候符合條件的捐贈者。

做手術的醫護人員是一個包括心臟內科醫生、心胸外科醫生、護

士協調員、社會工作者、心理學家、精神病學家和倫理學家組成的團隊。他們將向患者解釋術前、術中、術後的詳細情況及注意事項。

② 患者等待心臟移植期間的注意事項

根據病情，有些患者需要住院治療，在醫院等待供者。在此期間，患者應該嚴格按照醫生的指示，服用所有的處方藥，適度活動，吃低鈉和低脂肪的飲食，不飲酒，不使用尼古丁類產品或任何非法物質。

有些患者為了維持生命可能需要心臟輔助裝置，直到有合適的供體進行心臟移植手術。心臟輔助裝置是由電池供電的機械泵，可用手術置入患者的皮下。因為患者本身的心臟已不能泵出足夠的血液，心臟輔助裝置可幫助泵血，以維持有效的循環，等待心臟移植。大多數有心臟輔助裝置的患者在等待捐贈心臟期間可出院。

③ 心臟捐贈

1.心臟捐贈者

有些因意外（如車禍、外傷）或疾病導致腦死亡，但心臟功能仍然良好的患者常是合適的捐贈者。在美國，每年完成2000例以上的心臟移植手術。為了減少器官捐贈的短缺，某些國家當人們取得駕駛執照時會根據自願的原則簽署器官移植卡。很多人會在遺言中表明，自

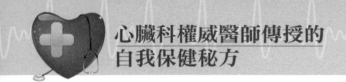

願在身後捐贈器官。親人應該知道他們的家庭成員有關器官捐贈的意
願。

2.捐贈的過程

對所有的捐贈者必須進行測試，以確保沒有感染性疾病，如愛滋
病。醫院工作人員和（或）器官移植組織將負責確定捐贈者是否為合
格人選，並將確定捐贈者的器官是否適合移植，詢問捐贈者的親屬是
否同意捐贈；再根據捐贈者和接受心臟移植患者（受者）雙方的血型
和組織類型配對、體重、受者病情的嚴重程度和所在的地理位置，確
定合適的受者。

④ 心臟移植手術

1.手術前

患者被確定將接受心臟移植術後，仍需要做一些測試，其中包括
血液檢查、胸部X光及心電圖、血型和組織類型的匹配等，並將服用
一些藥物，以對抗機體對新心臟的排斥反應。

2.手術過程

患者心臟上部的一部分將被保留，與捐贈者心臟的大部分吻合
形成完整的新心臟。在手術過程中，患者接受全身麻醉，不會有任何
感覺。

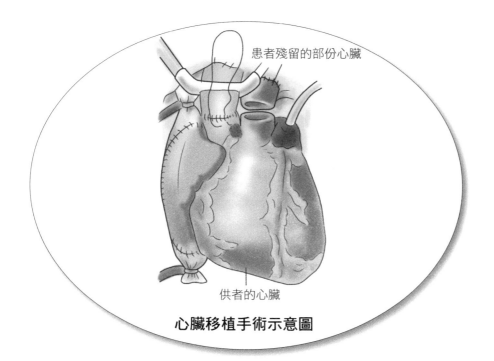

患者殘留的部份心臟

供者的心臟

心臟移植手術示意圖

心臟移植的手術過程通常需要4小時左右。

●氣管內插入一根管子，與呼吸機連接，用來幫助呼吸。

●醫生會在胸骨的皮膚上做一切口，將胸骨分離成兩半，暴露心臟。

●用特別的管子與心肺機連接，使血液可以通過心肺機回到身體（體外循環），以在移植過程中提供含氧血進入身體器官。

●移除有病的心臟，縫上新的心臟。

●當新的心臟溫暖了，會開始跳動，這時心肺機將被拆除，然後關閉胸部的切口。

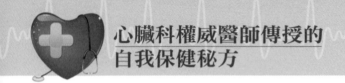
3.手術後

手術後新的心臟就開始工作了：

● 患者將被送入重症監護病房。

● 患者需要繼續使用呼吸機，這有助於支持肺部功能，直到完全從麻醉中恢復為止。

● 胸部的引流管會保留，以排出傷口周圍的滲出液。

● 傷口部位會感到疼痛，必要時可用止痛藥。

4.恢復過程

大多數患者手術後的第二天或第三天就可以下床了，如果沒有併發症，3～4周可以出院。在住院期間，醫護人員將密切觀察患者的情況，預防感染和對新心臟的排斥反應。為此，患者將進行許多血液測試以確保新的心臟工作良好，並且服藥以保持健康。醫生會在患者心臟上取幾小塊活組織切片檢查，即用一個稱為活檢導管的特殊工具取出少量的心臟組織，在顯微鏡下進行檢查，以確定是否有器官排異反應的跡象。

患者住院期間就可以開始物理康復。運動是非常重要的，這有助於保持新心臟的功能，避免肢體肌肉無力。患者需要穿上特製的彈力襪，以幫助腿部的靜脈有良好的血液循環。在臨床實踐中，有很多血的教訓證明這一點非常重要，它可避免腿部靜脈血栓形成和發生嚴重併發症。手術後幾天內，患者可被允許在護士的關注下洗澡或淋浴。患者也可加入心臟康復計畫，讓訓練有素的工作人員來協助恢復和增加運動。

5.併發症

常見併發症

心臟移植手術後，最常見的併發症是器官排異反應和感染。患者及其家人和醫護人員都必須嚴格防禦。

●**排異**：排斥反應是人體的免疫系統對異物的正常防禦反應。新移植入體內的心臟會被人體的免疫系統視為異物，因而產生排斥反應。臨床上有多種方法可以檢測出排異反應，心臟活體的檢測是其中最重要的一種方法。大多數情況下，醫生可以及時檢測出排異反應，並進行適當的治療。

大多數有排異反應的患者可以應用免疫抑制藥物治療。隨著時間的推移，人體對置入心臟的排異反應會減弱，但不可能完全消失，這就是為什麼接受心臟移植的患者必須終生每日服用抗排異的藥物。因為排異反應將逐漸減弱，所以可以逐漸減少藥物的劑量，以減少或終止藥物的副作用。

●**感染**：人體對感染的防禦能力來自免疫系統。接受了心臟移植的患者服抑制免疫系統的抗排異藥物，使人體抵抗力減弱，易發生感染，因此在手術後預防感染特別重要。

注意：當患者出現發熱、呼吸急促、活動力下降，或其他任何排斥、感染等症狀時，應立即就醫。

其他併發症

●**腎功能障礙**：有些防止排異反應或感染的藥物可能對腎功能有損傷，應定期驗血檢查腎功能。

●**癌症**：接受了器官移植的患者需長期服用免疫抑制藥物，身體

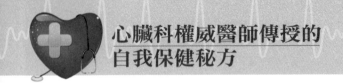

免疫系統的功能減低，抗癌細胞的能力減弱，患癌症的風險比其他人高，特別是皮膚癌。所有接受器官移植的患者應避免陽光直射和用防曬霜，並且務必定期看皮膚科醫生。

●**冠狀動脈粥樣硬化**：在心臟移植手術後的第一年，最大的問題是移植的心臟可能發生冠狀動脈堵塞。嚴重的冠狀動脈粥樣硬化可能使移植的心臟受損，甚至發生嚴重的功能障礙，或者可能發生不規則的心臟節律，導致需要做第二次移植。移植心臟的神經網路在心臟被切下時已被切斷，這些神經網路太小，在手術中不能重新連接，因而當發生冠狀動脈阻塞時，患者通常沒有胸痛。為了及時發現冠狀動脈粥樣硬化，移植後可能會定期做冠狀動脈造影或CT。科學家們正在進行進一步的醫學研究，以瞭解這一嚴重併發症的原因和預防方法。

6.手術成功率

雖然可能發生併發症，但大多數心臟移植患者手術後的生活品質很好。根據文獻報告，移植後第一年的存活率男性為88％，女性為86.2％。移植後5年的生存率男性為73.1％，女性為69％。大多數患者在恢復期後不久即可返回工作崗位或上學，並有能力參加各種活動，如散步、跳舞和跑步，而且可能會完全恢復正常。事實上，接受過心臟移植的人有參加馬拉松比賽的，甚至有人成為了職業足球運動員。許多患者參加了為接受過器官移植的人而召開的「器官移植奧運會」。

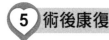

術後康復

　　出院時醫護人員會教患者學習日常護理，瞭解如何服藥、併發症的跡象和症狀，以及定期復診的重要性。

1.改善生活方式

　　移植手術後，患者不可吸煙，要堅持健康的飲食和適當的運動，不做可能會影響移植結果甚至導致死亡的事。

2.服用藥物

　　為了防治排異反應，大多數接受了心臟移植的患者需服用免疫抑制劑。醫生將設計出幾種最適合患者的免疫抑制劑的特殊組合。患者必須按照醫生的指示服用。最常見的免疫抑制劑如下：

鈣調磷酸酶（calcineurin）抑制劑

●**環孢素**：阻止免疫系統對移植器官的反應，以幫助防止排異反應。兩個最常見和嚴重的副作用是腎功能不全（腎毒性）和高血壓。嚴重的慢性腎毒性可能導致需要腎透析或腎移植。可能早在移植後的一個月就發生高血壓，並且可能需要服用多種抗高血壓藥才能得到控制。其他的副作用包括高脂血症、震顫、牙齦增生、頭髮過度生長、抽搐、肝功能異常，以及血鉀和尿酸水準增高。

●**他克莫司（普樂）**：常見的副作用包括震顫、頭痛、高血壓和腎功能不全，也可能會出現血糖升高。

糖皮質激素

●**強的松**：可減慢由細胞引起的排斥反應。副作用包括易有饑餓感、體重增加、血糖增高、骨骼脫鈣、白內障、高血壓、高膽固醇，並且容易感染。

抗增殖劑

●**硫唑嘌呤（依木蘭）**：降低骨髓製造白血球的能力。副作用是可能導致肝功能異常或骨髓抑制，造成貧血、白血球數量減少和容易感染。

●**黴酚酸酯（驍悉）**：阻止免疫系統對移植器官的反應，有助於預防排異反應。現在黴酚酸酯已代替硫唑嘌呤用於大多數器官移植的患者。常見的副作用是腸胃系統功能紊亂，如噁心、嘔吐和腹瀉。

雷帕黴素受體（TOR）抑制劑

●**西羅莫司（雷帕黴素、斥消靈）**：可抑制某些免疫細胞的繁殖，有助於防治排異反應。可與環孢素或他克莫司合用。如果患者有嚴重的腎功能不全，可用它替代鈣調磷酸酶抑制劑。主要副作用是血膽固醇和甘油三酯升高，需要定期檢查血脂。其他副作用包括下肢腫脹和口腔潰瘍。

6 心臟移植手術的未來

在過去的30年間，心臟移植技術得到了顯著的改善。現在很多接受了心臟移植的患者延長了壽命，明顯地提高了生活品質。

現代醫學技術已顯著改善了心臟移植患者的預後。許多需要心臟

移植手術的患者現在可得到其他治療技術，包括人工心臟機械輔助裝置，如左心室輔助設備（LVADs）的幫助。已接受心臟移植患者的生活品質繼續得到改善。醫生們還在不斷地研究和瞭解器官移植的排異反應，並且不斷發展抑制排異反應的藥物。

　　目前，心臟移植手術最大的問題是捐贈器官的短缺。許多需要心臟移植的患者因無供體而得不到新生的機會，應使人們認識到器官捐贈的意義，讓更多患者受益。

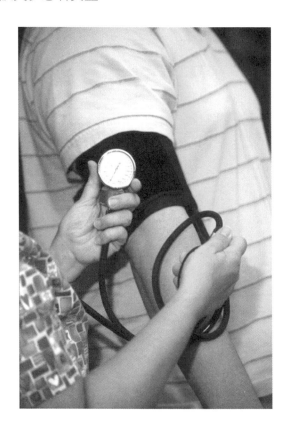

第十九章
心血管病危險因素的防治

　　心血管病是危害成年人健康的主要疾病，其中冠心病和中風是導致患者死亡的主要原因。幸而大多數人可以通過自身的努力掌控自己的健康和生命，努力控制危險因素，達到預防心血管病的目的。

　　所謂心血管病的危險因素是指增加發生這些疾病機會的特性和生活習慣。某些增加冠心病發生的危險因素（導致心肌梗死），同樣也是增加中風發生的危險因素。有多種危險因素的人發生心血管病的機會更高。

　　首先，應定期檢查，發現已存在的心血管病的危險因素，以便早期得到控制。例如大多數患有高血壓或高膽固醇血症的患者可能沒有任何症狀。糖尿病患者可能不知道自己已患有糖尿病，或在其早期階段。有些人雖已知道自己有高血壓或高膽固醇血症，但因為無痛苦，不瞭解這些病的長期危害和預後，所以不介意，不去檢查或不認真堅持治療。這也是為什麼會有如此多的人發生心肌梗死和中風的重要原因。

1 不可控制的危險因素

　　●**年齡**：心肌梗死和中風可發生於任何年齡，但50歲以上的人較

年輕人的發病率明顯增加。

●**性別**：男性患冠心病的年齡較女性早，但女性在絕經後患冠心病的風險將與同齡的男性相似。年齡較輕的男性，中風的發生率比女性高，但在年齡較大者中則無這種差別。但是，死於中風的女性多於男性。使用避孕藥或懷孕的婦女，中風的發生率也較高。

●**種族**：非洲裔美國人比白種人的高血壓更嚴重，導致他們發生心臟疾病和中風的風險也高。非洲裔美國人的中風死亡率也比白種人要高得多。墨西哥裔美國人和美國印第安人/阿拉斯加原住民中，肥胖和糖尿病的發生率高，患心臟疾病和中風的風險也高。

●**已患過心肌梗死或中風的患者，第二次發作的風險高。**

●**家族史**：有中風家族史的人發生中風的危險性較高。兄弟、父親或祖父中有人在55歲之前發生過心肌梗死，或者姐妹、母親或祖母中有人在65歲之前發生過心肌梗死的人，可能發生冠心病的危險性較高。高血壓或糖尿病可能有家族性。患者可能有高膽固醇血症或高血甘油三酯水準的家族遺傳性基因。生活方式也可能導致心臟疾病和中風的高風險，例如由於家庭中不良的生活習慣而導致體重超重或缺乏運動，吸煙或吃大量的高膽固醇和高飽和脂肪的食物。

多數有明顯心臟疾病或中風家族史的人至少有一種心血管病的危險因素，這也說明治療和控制已有的危險因素的重要性。

② 可控制的危險因素

有些危險因素可以通過治療或改變生活方式得到控制，並能降低

心肌梗死或中風發病的危險，包括高血壓、高血脂、吸煙或被動吸煙（二手煙）、缺乏運動、體重超重或肥胖、糖尿病。

1.高血壓

高血壓會增加心臟排血的阻力，加大它的後負荷，長期超負荷工作將導致高血壓性心臟病。此外，高血壓也是動脈粥樣硬化、中風、腎衰竭和心力衰竭的主要危險因素。90％～95％高血壓患者的病因目前尚不清楚，年齡、家族史（包括種族）、體重過重、飲酒、鈉（鹽）攝入過多等因素可能與高血壓有關。

有高血壓的患者應該多吃水果、蔬菜和低脂的食物；如果體重超重，應儘量減輕體重；堅持日常的運動；限制鈉鹽的攝入量。有些患者需要服用降壓藥。任何年齡的人，血壓應保持低於140/90毫米汞柱。有糖尿病或腎臟疾病的人應保持血壓低於130/80毫米汞柱（詳見第六章）。

2.高脂血症

膽固醇

膽固醇是一種軟性脂肪狀物質，存在於人體的血液和細胞中。一定量的膽固醇是身體正常的需要，但過多的膽固醇對身體有害。膽固醇可沉積在輸送血液到心臟和大腦的動脈壁上，使動脈變窄，動脈內血液的流動受阻，並可能會導致血液形成凝塊，完全阻止血液的流動，引起心肌梗死或中風。膽固醇水準高的人沒有任何症狀，所以許多人不知道自己已患有高膽固醇血症。因此，每個20歲及以上的人應

該至少每5年做一次膽固醇測定。如果已患有高膽固醇血症，特別是有其他危險因素者，更應該經常地檢查膽固醇。

膽固醇主要有兩種類型。膽固醇大部分是在由一種蛋白質「包著」的情況下存在，並於血液中運行，這種膽固醇稱為低密度脂蛋白膽固醇，這是一種「壞」膽固醇，因為它易在動脈壁上聚集，形成斑塊，低密度脂蛋白膽固醇水準過高會增加患冠心病和中風等疾病的危險。另一種膽固醇為高密度脂蛋白膽固醇，它是「好」的膽固醇。高密度脂蛋白膽固醇水準增加達60毫克/分升（1.6毫摩爾/升）或以上，可降低患冠心病和中風等疾病的風險。高密度脂蛋白膽固醇有助於攜帶過多的膽固醇回到肝臟，並被排出體外。高密度脂蛋白膽固醇水準較低，男性低於40毫克/分升（1.0毫摩爾/升），女性低於50毫克/分升（1.3毫摩爾/升）的人，患冠心病和中風等疾病的風險高。高密度脂蛋白膽固醇低與甘油三酯水準高、缺乏運動、體重超重和高膽固醇血症及吸煙有關。

甘油三酯是體內最常見的脂肪類型，很多患有心臟疾病或糖尿病的人甘油三酯水準都高。甘油三酯水準高，低密度脂蛋白膽固醇水準高，而高密度脂蛋白膽固醇水準低，可能會加速動脈粥樣硬化。如果甘油三酯水準太高，應該服用降甘油三酯的藥（詳見第五章）。

飲食中的脂肪

食用飽和脂肪、反式脂肪和膽固醇含量高的食物，可能導致血液中的膽固醇和低密度脂蛋白膽固醇水準升高。反之，食用飽和脂肪、反式脂肪和膽固醇含量低的飲食，有助於降低血液中的膽固醇水準。飲食中的膽固醇只存在於動物性食品中，水果和蔬菜中不含膽固醇。

一些市場銷售的烘焙食品和包裝食品用的植物油中也含較高的飽和脂肪和膽固醇。表6列出了食物中可升高膽固醇水準的脂肪。

表6：食物中可升高膽固醇水準的脂肪

脂肪類型	來源	食品
膽固醇	來源於動物的食品	肉類、蛋黃、乳製品、動物內臟、魚和家禽
飽和脂肪	來源於動物的食品	肉類、全脂牛奶、奶油、霜淇淋、全脂乳酪、黃油
	來源於植物的食品	棕櫚、棕櫚內核與椰子油
反式脂肪	氫化油	炸薯條、甜甜圈、餅乾

如果已患有高膽固醇血症，通過健康飲食、控制體重、定期進行運動，可降低膽固醇水準。有些人可能需要藥物幫助降低血液中的膽固醇水準。健康的飲食習慣有利於降低膽固醇水準，並提高心血管整體的健康。通常植物油中，多不飽和與單不飽和脂肪的含量較高。在室溫下，植物油通常是液體。烹飪時應儘量使用植物油代替黃油等動物油（詳見第五章）。表7列出了食物中可降低膽固醇水準的脂肪。

表7：食物中可降低膽固醇水準的脂肪

脂肪類型	來源	食品
多不飽和脂肪	某些植物油	紅花油、大豆油、玉米油、葵花子油
單不飽和脂肪	某些植物油	橄欖油、菜子油、花生油

3.吸煙或被動吸煙

　　吸煙是心肌梗死和中風的主要危險因素之一，也是最可預防的死亡危險因素之一。

　　煙草煙霧中的尼古丁和一氧化碳可減少血液中的氧氣量，導致血管壁破壞，而易形成動脈粥樣硬化斑塊。煙草的煙霧還可加速血液凝塊的形成，並能降低高密度脂蛋白（好的膽固醇）水準。吸煙、抽雪茄或抽煙斗的人因冠狀動脈心臟病死亡的危險比不吸煙的人高。被動吸煙的人發生心臟疾病和中風的風險也會增高。吸煙可能會干擾有胸部疼痛或有過心臟病發作者的心臟節律，這可能會導致心臟驟停，可以在數分鐘內死亡。

　　吸煙者應戒煙。如果戒煙有困難，可在醫生的指導下服用戒煙藥物。戒煙後因吸煙造成的心臟疾病和中風的危險即開始降低，經過一段時間後可降至與從不抽煙的人一樣。

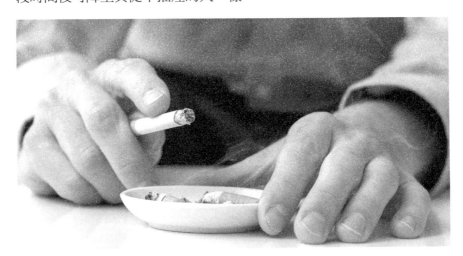

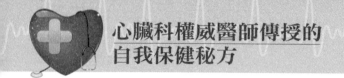

4.運動

在日常生活中應該安排適量運動的時間，如散步、園藝工作、游泳、做家務等，可幫助控制血液中的膽固醇水準及糖尿病和肥胖，也有利於降低血壓，減少中風的危險。

對於大多數健康的人，建議每週至少有2.5小時的中等強度運動，如快走。利用工作的間隙，每次活動10分鐘也好。有心臟疾病、中風或其他健康問題的患者，應根據醫生的建議進行適合體力的活動。

5.體重超重和肥胖

體內有過多脂肪，特別是在腰部有大量脂肪堆積，是高血壓、高血脂、高甘油三酯和糖尿病等的危險因素，易導致心臟疾病和中風。

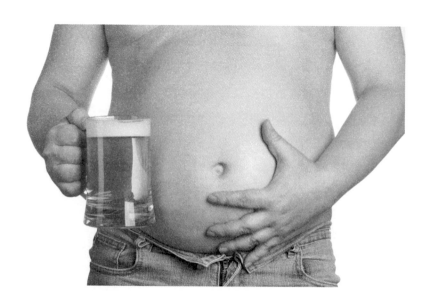

肥胖者即使沒有其他危險因素，心肌梗死和中風的風險也較高。應力求保持健康的體重。

進食熱量過多、運動過少是肥胖的主要原因。即使是體重減輕得不多（體重減少5％～10％），也有利於降低心血管病的危險；對降低血壓、血總膽固醇和控制血糖也有利。但許多肥胖和體重超重的人想減輕體重很難。

要減輕體重，女性一般每天應該食入的熱量為1200～1500千卡，但不能低於1200千卡。男性一般每天食入的熱量為1500～1800千卡，但不能少於1500千卡。每週減輕體重0.45～0.9公斤或以下，被認為是健康的體重減輕率（0.45公斤脂肪約需消耗3500千卡的熱量）。

可用腰圍和體重指數（BMI）估計一個人的體內脂肪。高風險的腰圍界線是：女性超過89公分，男性超過102公分。

身體重量指數是根據個體的身高和體重計算出來的。測量時穿著的衣服應很少，不穿鞋。

BMI＝體重（公斤）÷身高（米）^{2}

●體重指數小於18.5被認為是體重過輕。

●體重指數18.5～24.9為正常。

●體重指數在25.0～29.9定義為超重。

●體重指數在25，相當於超過理想體重10％左右。

●體重指數大於或等於30或超重13.6公斤以上被定義為肥胖。

●體重指數大於或等於40被定義為極度肥胖。

表8列出身高、體重（應為淨重）與心血管病患病風險的關係，供讀者參考。

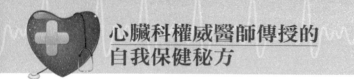
表8：身高、體重與心血管病患病風險的關係

身高	最小風險	中等風險	高風險
147.5公分	53公斤或以下	54～64公斤	65公斤或以上
150.0 公分	55公斤或以下	56～66公斤	67公斤或以上
152.5公分	57公斤或以下	58～68公斤	69公斤或以上
155.0公分	59公斤或以下	60～71公斤	72公斤或以上
157.5公分	61公斤或以下	62～73公斤	74公斤或以上
160.0公分	63公斤或以下	64～76公斤	77公斤或以上
162.5公分	65公斤或以下	66～78公斤	79公斤或以上
165.0公分	67公斤或以下	68～81公斤	82公斤或以上
167.5公分	69公斤或以下	70～84公斤	85公斤或以上
170.0公分	71公斤或以下	72～86公斤	87公斤或以上
172.5公分	73公斤或以下	74～88公斤	89公斤或以上
175.0公分	76公斤或以下	77～91公斤	92公斤或以上
177.5公分	78公斤或以下	79～94公斤	95公斤或以上
180.0公分	80公斤或以下	81～97公斤	98公斤或以上
182.5公分	83公斤或以下	84～99公斤	100公斤或以上
185.0公分	85公斤或以下	86～102公斤	103公斤或以上
187.5公分	87公斤或以下	88～105公斤	106公斤或以上
190.0公分	90公斤或以下	91～108公斤	109公斤或以上
192.5公分	92公斤或以下	93～111公斤	112公斤或以上

6.糖尿病

我們的身體將多數吃進去的食物變成一種糖，即葡萄糖。葡萄糖是身體能量的來源。胰腺可以分泌一種叫做胰島素的激素。胰島素可以幫助葡萄糖進入體內的細胞，被用作燃料。糖尿病患者的身體不能很好地利用自己的胰島素，或者胰腺不能製造足夠的胰島素（或兩種情況都存在）。沒有胰島素，葡萄糖不能進入細胞，會導致血液中葡萄糖增高，並影響血管。糖尿病得不到很好的治療，可導致許多嚴重的健康問題，包括心、腦、腎和血管疾病。

2型糖尿病是最常見的一種類型，多在中年發病。肥胖和缺乏運動是2型糖尿病的主要危險因素。輕型的糖尿病患者可能無症狀，導致多年得不到診斷、治療。

1型糖尿病通常在兒童和年輕時發病，是胰腺分泌胰島素不足或根本不能分泌胰島素所致。1型糖尿病患者因缺乏胰島素，需要每天注射胰島素。

糖尿病是一種慢性、終身性疾病，即使血糖得到控制，也會明顯增加心肌梗死和中風的危險性。事實上，大多數糖尿病患者可併發高血壓、高膽固醇血症和高甘油三酯血症。

糖尿病患者應定期進行體檢，養成健康的飲食習慣，控制體重和定時進行運動，有時候還需要藥物治療，以幫助控制血糖或胰島素的水準。同時，還應採取措施控制其他心血管病的危險因素。

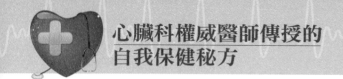
3 中風的危險因素

有些疾病是中風的危險因素。正確、及時地診斷和治療可以預防中風。

1.頸動脈或其他動脈疾病

頸部的頸動脈是供應大腦血液循環的主要動脈。發生動脈粥樣硬化時，脂肪沉積會使頸動脈變窄，並且可因血塊阻塞而導致中風。此時，可能需要一種特殊的手術（頸動脈內膜切除術）移除積聚的斑塊。有外周動脈疾病的患者發生頸動脈疾病的危險性較高。

2.心房纖維顫動

心房纖維顫動是一種心臟節律紊亂，可導致心房不能正常地收縮，部分血液滯留在心房，形成血塊。當血塊脫落進入血液時，會隨血流到達大腦，阻斷大腦中的動脈導致中風。可以用藥物治療房顫，並防止血栓形成。

3.其他類型的心臟疾病

有冠狀動脈性心臟病或心力衰竭的患者患中風的風險比心臟健康的人高兩倍以上。擴張型心肌病（一種原因不明的心臟擴大）、心臟瓣膜病和某些類型的先天性心臟缺陷，因為心臟擴大、功能減退，心腔內的血液易滯留在心房或心室內，導致血栓形成。若血栓脫落入血液則形成栓子，增加中風的危險。

4.某些血液病

血中紅血球數過多會使血液變稠，增加發生血液凝塊的可能性，有發生中風的危險，需要適當的治療。

鐮狀細胞性貧血是一種遺傳性疾病，主要發生在非洲裔美國人。中國人也有發生，但較少見。「鐮刀狀」紅血細胞攜帶氧氣到身體組織和器官的能力較差。它們也常粘在血管壁上，阻塞到大腦動脈的血流，因而引發中風。

5.其他危險因素

精神壓力

在生活和工作中，每個人都會有壓力，但各人對壓力的反應不同，以正確的態度對待壓力，有利於解決問題和健康。但是，有些人會有些反常的反應，例如遇到壓力時，可能會吃得過多、飲酒、吸煙，或比平常更多。這些都對健康很不利，嚴重者甚至可誘發心肌梗死或中風。

過量飲酒

過量飲酒會使血壓升高，長期過量飲酒可能導致心肌病、心力衰竭，並可能導致中風，也可能損害肝臟。因此，飲酒應該有節制。婦女每天的酒精飲料不應該超過1杯，男性每天不應該超過2杯。一杯酒的定義為1.5盎司（1英制液體盎司＝28.41毫升，1美制液體盎司＝29.57毫升）的液體酒精飲料（80度的酒精，如中國的白酒、美國威士忌酒、蘇格蘭威士忌、伏特加、杜松子酒等），或1盎司100度的酒精飲料，或4盎司葡萄酒，或12盎司啤酒。

非法使用毒品

已證明使用可卡因與中風和心臟病的發作相關。靜脈注射毒品導致心臟感染（心內膜炎）和中風的風險很高，可能是致命性的，應該絕對避免。

6.中風先兆

下述症狀為中風的先兆，如果出現其中的任何一種或多種，應馬上就醫，千萬不要拖延！同時要注意檢查出現症狀的時間，這對決定立即採取的治療方案非常重要。如果在症狀出現的3小時內給予抗凝血藥物等合適的治療，可以使多數中風患者減少後遺症。

●突然發生臉部、手臂或腿部麻木或無力，尤其是僅發生在身體的一側時。

●突然出現說話或理解混亂或困難。

●突然發生行走困難、頭暈、失去平衡或協調。

●突然發生單眼或雙眼無法看到東西。

●突然出現不知原因的劇烈頭痛。

注意：短暫性腦缺血發作（TIAs）有時也被稱為小中風，有中風樣的症狀，但沒有永久性的損害。短暫性腦缺血發作在很大程度上是中風發作的先兆。認識和治療短暫性腦缺血發作的原因，可以降低發生嚴重中風的風險。重要的是要認識短暫性腦缺血發作或中風的警告信號，千萬不可忽視！如果出現以上列出的症狀（即使是短暫性的症狀），均應撥打急救電話，以便得到醫療幫助。短暫性腦缺血發作，通常應該用藥物治療，以防止發生更嚴重的缺血或中風。

第二十章
心臟疾病患者的性生活

病 例

一位55歲的男性，一個月前因嚴重胸痛被送往醫院，經檢查後，臨床診斷為急性心肌梗死。一週後出院，情況恢復得非常好，並開始感覺更強壯。他來到診所，詢問是否可以開始性生活。

性愛是人們生活中的一部分。在性生活過程中，心臟的耗氧量會增加，由於心臟病患者的心功能可能有所減低，此時可能會出現一些症狀，導致患者緊張和有顧慮。

1 常見的誤解

1.誤認為「有心臟疾病的男性會發生陽痿（男性勃起無力）和缺乏性欲」。

事實上，老年男性勃起較慢，但可能有更長的性行為時間，比年輕男性能更好地控制射精。大多數心肌梗死或心臟手術之後的男性和女性，都可以恢復正常的性生活。

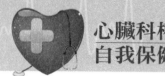
2.誤認為「心肌梗死後，性生活往往會導致猝死」。

事實上，已婚者大多數在心肌梗死恢復後，可以恢復正常的性生活，應該不會有問題。

3.誤認為「飲酒可以增強性欲」。

事實上，酒精是強抑制劑，可能損害性功能。嗜酒可能導致性無能，甚至戒酒後也難恢復。

4.誤認為「雄性激素總是可以增加男性的性欲」。

事實上，雄性激素水準低的人可以使用睾酮藥物提高性欲和能力，但不會使血液中有正常水準的睾丸激素。

5.誤認為「女性荷爾蒙（雌激素和孕激素）可提高更年期婦女或缺乏這些激素的婦女的性要求」。

事實上，沒有研究報告證實此事。美國心臟協會不建議用雌激素或孕激素替代療法預防心血管疾病。

2 心理問題

性交時體力的需求與以輕快的步伐步行或上兩層樓梯的體力需求相似。很多心肌梗死或心臟手術恢復後的患者可以恢復正常的性生活。但有些患者，可能由於焦慮、抑鬱或缺乏欲望而減少了性生活。心理因素可以降低性興趣和能力，常見的現象可能有：

- 沮喪、悲傷和害怕。
- 睡眠障礙或睡眠過多，尤其是在白天。
- 進食過多或過少。

● 體重增加或減輕了，對生活不太感興趣。

● 容易累，特別是活動後。

這些是心臟病患者常見的症狀，在大多數情況下，恢復之後可以消失。恐懼或抑鬱會影響性功能。嚴重者應求得醫生的幫助。

③ 藥物的影響

有些應用於心臟病的藥物，可能會影響性慾和性功能，如降血壓的藥物、利尿劑、鎮靜劑和抗抑鬱藥，以及某些用於治療胸痛或心臟跳動不規則的藥物。

這些藥物可能導致男性無法勃起，或不能持續勃起，或過早射精，或沒有射精；可能導致女性陰道分泌液減少，發生性交疼痛，沒有性慾或無法有高潮。醫生通過改變藥物種類或劑量，可能會解決這些問題。沒有與醫生討論之前，患者不可自行停止服藥。

在心臟病的恢復期，應根據個人心功能的情況進行適當的運動，保持健康的飲食和規律的生活，定時休息和服藥，保持樂觀的生活態度，夫妻間感情的融洽等。這些都有利於恢復正常的性生活。性生活和諧則可緩解患者對疾病的顧慮，增強自信心，也有助於夫妻間的感情。

但應避免在心臟病發作後急於恢復性生活，以證明自己已「恢復正常」。事實上，這種做法會得不償失，導致出現更多的問題。對此，夫妻間良好的溝通很重要。

冠心病患者如果在性生活時發生胸骨下壓縮、燒灼感、壓迫感或

沉重感，可以蔓延到左臂、後背、咽喉或顎部，呼吸急促，可能為心絞痛，需要及時就醫，有時可能需要在性愛前5～10分鐘服用硝酸甘油。

心臟病患者不可輕易應用增強性功能的藥，若因某種原因需要用治療勃起功能障礙的藥，一定要在醫生的指導下用藥。因為此類藥物可能對心臟病患者有潛在的危險，特別是服用硝酸鹽類藥物的患者不能用此類藥物。此類藥物對心臟病患者的潛在危險有：加重冠狀動脈缺血；心力衰竭、邊緣性低血容量和低血壓；需使用複雜的多種藥物的降壓治療。

④ 美國心臟協會對心血管疾病患者性生活問題的建議

2012年，美國心臟協會對心血管疾病患者性生活的問題，提出了以下的一般性建議：

1.經臨床評價，被認為發生心血管併發症的風險低的患者，恢復性生活是合理的。

2.運動試驗中，可以做到≧3～5級（METS）而無心絞痛，無過度呼吸困難，無缺血性ST段變化，無發紺，無低血壓，無心律失常的患者，可恢復性生活。

3.病情不穩定、失代償期和（或）有嚴重症狀的心血管疾病患者應推遲性活動，直到病情穩定。

4.因性活動導致發生心血管症狀的患者應推遲性生活，直到病情穩定。

對特定心血管病的具體建議如下：

1.無併發症的心肌梗死患者在4周後，如果可從事輕度、中度的運動，而無心臟症狀，允許恢復性生活。

2.經歷經皮冠狀動脈血運重建手術後，如無併發症，幾天後允許恢復性生活。

3.經歷心臟直視手術（冠狀動脈或非冠狀動脈），如果胸骨癒合良好，手術後6～8周允許恢復性生活。

4.有輕度或中度心臟瓣膜疾病，沒有或僅有輕微症狀的患者可有性生活。而那些有嚴重或明顯症狀的心臟瓣膜病的患者在病情穩定前不可有性生活。

5.有嚴重的心臟瓣膜病，但已做人工心臟瓣膜置換，或已成功修復，或經導管瓣膜介入治療成功，瓣膜功能正常的患者可恢復性生活。

6.裝有心臟起搏器或置入型心律轉復除顫器（置入的目的是預防，不需要多次電擊）的患者可恢復性生活。

7.有心房顫動或撲動，但心室率控制得很好的患者可恢復性生活。

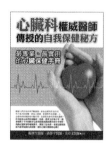

國家圖書館出版品預行編目資料

心臟科權威醫師傳授的自我保健秘方 / 楊興生, 孫靜平, 余卓文編著.
-- 初版. -- 新北市：金塊文化, 2014.10
面；　公分. -- (實用生活；15)
ISBN 978-986-90660-5-1(平裝)
1.心血管疾病 2.保健常識 3.健康法
415.3　　103018213

實用生活 15

心臟科權威醫師傳授的自我保健秘方

金塊 文化

作　　　者：楊興生、孫靜平、余卓文
發 行 人：王志強
總 編 輯：余素珠
美 術 編 輯：JOHN平面設計工作室

出 版 社：金塊文化事業有限公司
地　　　址：新北市新莊區立信三街35巷2號12樓
電　　　話：02-2276-8940
傳　　　真：02-2276-3425
E - m a i l：nuggetsculture@yahoo.com.tw

匯 款 銀 行：上海商業銀行 新莊分行（總行代號 011）
匯 款 帳 號：25102000028053
戶　　　名：金塊文化事業有限公司

總 經 銷：商流文化事業有限公司
電　　　話：02-55799575
印　　　刷：大亞彩色印刷
初 版 一 刷：2014年10月
定　　　價：新台幣250元

金塊 文化